DER PRIVAT
TRAINER

Geld verdienen als Bodybuilding- und Fitness-Trainer

VOLKER KLEIN

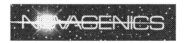

CIP-Titelaufnahme der deutschen Bibliothek:
Volker Klein
Der Privat-Trainer – Geld verdienen als Bodybuilding- und
Fitness-Trainer
2. Auflage Novagenics Verlag 2003

Coverfoto von Michael Neveux

Alle Rechte an der deutschen Ausgabe 1997-2003:
Novagenics Verlag, D-59755 Arnsberg (www.novagenics.com)

Dieses Werk, einschließlich aller seiner Teile, ist urheberrechtlich geschützt. Jede Verwertung außerhalb der engen Grenzen des Urheberrechts ist ohne Zustimmung des Verlages strafbar. Dies gilt insbesondere für Vervielfältigungen, Übersetzungen und Mikroverfilmungen sowie Einspeicherung und Bearbeitung in elektronischen Systemen.

Dieses Buch ist meinem Bruder gewidmet.
Oli X – mach' was 'draus!

Inhalt

1. Privat-Trainer – wie privat ist das?	13
Betätigungsfelder	14
Individuelle Betreuung von Privatkunden und Studiomitgliedern	17
Argumente für die individuelle Trainingssteuerung	19
Übersicht Arbeitsablauf Privat-Trainer im Fitneß-Bereich	22
Grenzen der Arbeit des Privat-Trainers	22
2. Aufgaben des Privat-Trainers	27
Kunden gewinnen	29
Einführungstest	30
Aufbau eines individuellen Trainingsprogramms	31
Kunden behalten	37
Motivation schaffen und aufrechterhalten	38
3. Problemfelder für den Privat-Trainer	43
Kundengewinnung	43
Qualifikation	46
Zusammenarbeit mit Trainingsstätten	47
Tips für Ihre Zusammenarbeit mit einem Fitneßcenter	50
Motivationserhalt beim Kunden	51
Medizinische Probleme	54
Abrechnung der Leistungen	58
Versteuern des Einkommens	60
4. Kundengewinnung	65
Zeitungsannoncen	65
Persönliche Kontakte	66
Anstellung im Fitness-/Sportbereich	68

Anstellung bei Krankenkassen, Vereinen, Verbänden	69
Sonstige Werbemöglichkeiten	70

5. Qualifikationserwerb 75
Warum Qualifikation?	75
Glaubwürdigkeit, Qualitätssicherung, Honorarrechtfertigung	78
Ausbildung und Weiterbildung	79
Was muß man können?	81
Berufsausbildung, Umschulung	83
Zeugnisse und Trainerscheine	84

6. Ausstattung 87
Kundenordner	87
Computer	88
Waage	90
Maßband	91
Fettkaliper	93
Pulsmesser	95
Kamera	97
Telefon	98
Anrufbeantworter	100
Büro/Sprechzimmer	101
Blutdruckmessgerät	101

7. Tests und Fragebögen 105
Anamnese	105
Diskussion von Trainingszielen	106
Kundenstammblatt	109
Messen des Körpergewichtes	110
Messen des Körperfettanteils	111
Stoffwechseltyp	113
Ernährungsgewohnheiten	115
Krafttest	120
Ausdauertest	123

8. Trainingspläne 129
Erstellen von Trainingsplänen mit den erhobenen Daten 129
Periodisierung 132
Krafttraining 133
Konditionssteigerung durch Ausdauertraining 136
Ausdauertraining für Fettabbau 139
Aufbau eines geschlossenen Trainingsplans 140
Beispiel: Anfänger übergewichtig 142
Beispiel: Wiedereinsteiger 143
Beispiel: Bodybuilder 143
Beispiel: Triathlet 145
Beispiel: Schwer Übergewichtige 146

9. Ernährung 151
Auswertung der erhobenen Daten 151
Feststellen des Stoffwechseltyps 154
Aufstellen von Ernährungsplänen 156

10. Tips und Tricks 165
Firmenlogo 165
Firmenidentität 165
Arbeitszeit 165
Aktionswochen 166
Werbeprämien 166
Ausfälle durch Urlaub 167
Ausfälle durch Krankheit 167
Teilrückerstattung 167
Zusatzverdienst durch Vorträge 168
Beratung und Verkauf 168
Werbeprämien der Studios 169
Rabatte 169

Anhang 1: Ausbildungstätten 173
Allgemeines 173
Liste der Verbände und Angebote 174

Anhang 2: Übungen 179
Allgemeines 179
Übungen für die Rückenmuskulatur 180
Übungen für die Brustmuskulatur 182
Übungen für die Schultermuskulatur 183
Übungen für die Armmuskulatur 184
Übungen für die Oberschenkelmuskulatur 186
Übungen für die Gesäßmuskulatur 188
Übungen für die Wadenmuskulatur 190
Übungen für die Bauchmuskulatur 191

Anhang 3: Rückenschule 193
Allgemeine Information für den Privat-Trainer 193
Allgemeines zum Übungsplan 193
Übungsplan für die Rückenschule 194

Anhang 4: Konzept Mountainbike Kurs 201
Allgemeines 201
Technik 202
Fahrtechnik 202
Touren 203
Umweltschutz 203
Vorschläge für Medien und Arbeitsweisen 203
Bedingungsebene 204

Anhang 5: Adressen und Bezugsquellen 207
Existenzgründung 207
Kommerzielle Beratungsinstitute 207
Bücher 208
Fettkaliper 208
Waage mit eingebautem Impedanz-Verfahren 209
CD-ROM 209

Literaturverzeichnis 211

Vorwort

Der Fitneßmarkt boomt. Über 5000 Fitneßstudios in Deutschland, darüber hinaus unzählige Tennis-, Squash- und Badminton-Center und viele multifunktionale Sportanlagen singen das Lied von körperlicher und geistiger Fitneß. Ein gesunder Geist in einem gesunden Körper – wie schon die alten Römer weise formulierten. Sogar Krankenkassen verstehen sich in den letzten Jahren immer mehr als Gesundheitskassen und bieten im Rahmen der Krankheitsvorbeugung ein vielfältiges Programm an. Die Medien berichten in regelmäßigen Abständen von den neuesten Trends oder sie verbreiten Altbekanntes, lediglich modisch aufgepeppt. Sätze wie:»In jedes Fitneßstudio gehört mindestens ein Diplomsportlehrer!« weisen sicherlich auf Defizite bei der kompetenten Kundenbetreuung hin, führen aber gleichzeitig beim Kunden zu einer gewissen Verunsicherung. Manch einer, der schon längere Zeit in einem Fitneßstudio trainiert, stellt sich plötzlich die Frage:»Wo ist denn hier»mein« Diplomsportlehrer? Bin ich vielleicht bisher nicht optimal betreut und angeleitet worden? Dabei fand ich es doch immer ganz gut.« Vielleicht wollte der Schöpfer der obigen Forderung ja nur die schlechte Arbeitsmarktsituation der Diplomsportlehrer verbessern. Sei es, wie es ist. An diesem Beispiel wird deutlich, daß mit dem wachsenden Freizeit- und Fitneßbedürfnis der Menschen viele Fragen auftauchen.

· Welche Sportart möchte ich kennenlernen?
· Wo übe ich die Sportart meiner Wahl aus?
· Was sollte ich über diese Sportart wissen?
· Wer hilft mir, wenn ich Fragen habe?
· Woran erkenne ich einen qualifizierten Kursleiter/Trainer?
· Wie lange bin ich auf die Betreuung eines Trainers angewiesen?
· Welche gesundheitlichen Risiken bringt die jeweilige Sportart mit sich, und wie kann ich sie nach Möglichkeit meiden?

Da wir alle Menschen mit unterschiedlichen Eigenschaften sind, wird jeder diese Fragen anders beantworten. Schon die Motive für die Auswahl einer Sportart können sehr voneinander abweichen. Biggi freut sich auf den Aerobic-Kurs, weil sie gerne tanzt und zusammen mit ihren Freundinnen Spaß haben will. Oliver möchte sich gerne ein paar Muskeln antrainieren. Heike hat nach ihrer zweiten Schwangerschaft einige Kilo zugenommen und möchte jetzt ihre neuen Essensgewohnheiten mit einem sportlichen Training kombinieren, um dauerhaft abzunehmen. Rudolf würde gerne Badminton lernen, weil er einen Ausgleich zum Job braucht und neue Leute kennenlernen möchte. Lilo wurde von ihrem Arzt zur Wirbelsäulengymnastik geschickt, weil ihr Rücken immer so schmerzt. So verschieden die Motive dieser Menschen auch sind, sie haben eines gemeinsam. Sie wollen nicht erst Sport studieren, bevor sie mit dem Sport beginnen. Sie wünschen sich eine gute und qualifizierte, unaufdringliche Betreuung. Und sie wollen mit ihren Fragen nicht allein gelassen werden.

Auf der anderen Seite stehen die Sportstätten. Vereinen haftet oft etwas altbackenes und konservatives an, obwohl sich einige Vereine sehr um ein modernes Auftreten bemühen. Kommerzielle Sportstätten wie Fitneßstudios dagegen sind Wirtschaftsbetriebe, die Gewinne erzielen wollen. In diesen Betrieben muß die Kosten/Nutzen-Rechnung stimmen. Der materielle und personelle Aufwand muß im Verhältnis zu Anspruch, Auslastung und Einnahmen des Betriebes stehen. Für den Unternehmer wie für mögliche Trainer, fest oder frei angestellt, ist das eine Zwickmühle. Ein Fitneßcenter mit Öffnungszeiten von morgens 10.00 Uhr bis 22.00 Uhr abends erfordert beispielsweise von 10.00 bis 12.00 Uhr einen Trainer, weil um diese Zeit Schichtarbeiter, Studenten und Hausfrauen den günstigen Vormittagstarif ausnutzen. Von Mittags 12.00 Uhr bis etwa 16.00 Uhr ist es dann sehr ruhig, nur ein paar Enthusiasten oder engagierte Sportler wählen gezielt diese Stunden, weil dann erfahrungsgemäß »wenig los ist« und man schnell und zügig trainieren kann. Ab 16.30 Uhr kommen dann die ersten von der Arbeit und trainieren. Bis etwa 19.00 Uhr könnte der Studiobetreiber locker fünf weitere Trainer beschäftigen, weil um diese Zeit ja auch die meisten Interessenten für ein Probetraining kommen. Ab 19.00 Uhr wird es wieder etwas ruhiger, aber die Auslastung der Trainer durch Neu- und Altkunden ist immer noch beträchtlich. Allerdings schwankt sie von Wochentag zu Wochentag. Montags, Mittwochs und Freitags scheinen klassische Trainingstage zu sein. Dienstage, Donnerstage und das Wochenende sind gewöhnlich etwas schwächer besucht. Wie soll der Unternehmer nun zu einer vernünftigen Zeit- und Personalplanung kommen? Oder, andersherum gefragt, welcher Sportlehrer träumt davon, Montags, Mittwochs und Freitags von 10.00 bis 12.00 Uhr, dann wieder von 16.00 bis 22.00 Uhr zu arbeiten und an den anderen Tagen auf Abruf bereitzustehen? Mit viel persönlichem Engagement und dem Einsatz von Teilzeitkräften läßt sich so manches Problem lösen. Aber es wird immer wieder Fälle geben, in denen eine einerseits wirtschaftlich tragbare und andererseits qualifizierte Betreuung der Sportler nicht gewährleistet ist. Häufig wandern die betroffenen Kunden dann schnell ab, der Ruf des Fitneßstudios leidet. Allen Betroffenen könnte geholfen werden, wenn die Sport- und Fitneßbranche umdenkt und die Betreuung kundenbezogener gestaltet. Der Anlagenbetreiber müßte seltener Leute für bloßes Rumsitzen bezahlen, der Trainer hätte eine bessere Auslastung und könnte sich sein Zeitbudget trotzdem individuell einteilen, und der Kunde bekommt die Betreuung, die er braucht und will.

Dieses Buch schildert am Beispiel des Privat-Trainers, wie die Zusammenarbeit zwischen Fitneßcenter, Trainer und Kunden aussehen könnte. Der Privat-Trainer soll den Trainer im Fitneßstudio keinesfalls ersetzen, sondern ihn sinnvoll ergänzen. Neben der ohnehin obligatorischen Grundbetreuung kann die moderne Sportanlage in Zusammenarbeit mit dem Privat-Trainer ihren Kunden individuell geschnürte Pakete anbieten und so auch »Problemfällen« attraktive Angebote unterbreiten. Der frei arbeitende Privat-Trainer begeistert Menschen für den Sport, die vielleicht nie den Weg in ein Fitneßstudio gefunden hätten. Außerdem erhält er die Motivation engagierter Sportler und rundet das Angebot der Anlage nach oben hin ab, ohne zusätzliche Lohnkosten zu verursachen. Für Sportstudenten, Sportlehrer, aber auch für alle, die aktiv Sport treiben und ihre berufliche Zukunft gerne im Bereich des Sports planen wollen, soll dieses Buch ein Ratgeber sein und gleichzeitig Impulse zum Nachdenken, zum Verbessern und zum aktiven Gestalten einer beruflichen Perspektive geben. Die Arbeitswelt und ihre Anforderungen verändern sich beinahe täglich, und diejenigen, die mehr wissen und flexibel bleiben, werden immer wieder auf die neuen Entwicklungen reagieren können. Beim Schreiben stütze ich mich neben meinem Studium zum Sportlehrer auf jahrelange eigene Erfahrung als Privat-Trainer und auf amerikanische und deutsche Fachliteratur. Am Ende dieses Buches findet sich ein Literaturverzeichnis, das es allen Interessenten ermöglicht, diese Thematik zu vertiefen. In Amerika gibt es den Beruf »Personal Trainer« bereits seit Jahren. Natürlich lassen sich amerikanische Erfahrungen nicht immer uneingeschränkt auf unsere Verhältnisse übertragen. Halten Sie deshalb die Augen offen, denken Sie über meine Anregungen nach und lernen Sie täglich dazu. Der Erfolg wird Ihnen Recht geben!

*

1. Privat Trainer – wie privat ist das?

Die Arbeit des Privat-Trainers besteht längst nicht nur aus der persönlichen Betreuung von privaten Kunden. Diese kann zwar sehr lukrativ sein, aber niemand garantiert Ihnen eine gleichmäßige Auslastung, ein regelmäßiges Einkommen oder soziale Absicherung. Wenn Sie nicht von vornherein Durststrecken in Ihr neues Arbeitsfeld einplanen wollen, sollten Sie immer mehrgleisig planen. Versuchen Sie in der Zusammenarbeit mit Sportstudios, Sportvereinen, Großbetrieben und Krankenkassen eine solide Basis zu finden, mit der Sie Ihre monatlichen Kosten decken können, einschließlich Kranken-, Arbeitslosen- und Rentenversicherung.

Wenn einer dieser »festen« Teil- oder Vollzeitarbeitgeber Ihre Krankenversicherungsbeiträge oder die Rentenversicherung übernimmt, um so besser. Sie haben dann eine solide Grundlage, auf der Sie unabhängiger planen und wirtschaften können. Die alleinige Abhängigkeit vom selbständigen Broterwerb birgt immer ein gewisses Risiko. Nur zu schnell fühlen Sie sich genötigt, die Preise zu senken, um überhaupt noch Kunden finden zu können. Am Ende einer solchen Entwicklung sind Sie nicht mehr in der Lage, kostendeckend zu arbeiten, von Gewinnen ganz zu schweigen. Sie sind schon froh, wenn Sie von zahlungsunwilligen Kunden wenigstens Teilbeträge erhalten und stopfen mit dem unregelmäßig eintreffenden Einkommen Löcher, die durch regelmäßige Kosten wie Miete, Versicherung und ähnliches ständig wachsen.

Persönlich bin ich mit folgender Einteilung meiner Arbeit bisher ganz gut gefahren: Ein Viertel meiner Einkünfte stammt aus eher niedrig bezahlten Arbeiten in fester oder freier Anstellung. Diese Arbeitgeber bezahlten dafür häufig Krankenversicherungs- oder Rentenbeiträge (vergessen Sie nicht: Gespartes Geld ist verdientes Geld). Das zweite Viertel ergibt sich aus freier Tätigkeit bei Krankenkassen oder an der Universität. Diese Tätigkeiten sind unregelmäßig und erfordern zeitweise hohe Flexibilität und Belastbarkeit. Nicht selten mußte ich in »heißen« Phasen nach einem langen Untersuchungstag bei einer wissenschaftlichen Studie abends noch zwei oder drei Stunden Rückenschule geben. Dafür waren dann aber die nächsten ein oder zwei Tage frei oder nur gering ausgelastet, so daß ich mich wieder erholen konnte. Das dritte Viertel wiederum ergab sich aus der Arbeit als Privat-Trainer. Diese Arbeit ist davon geprägt, daß es einem nicht immer gelingt, den Kundenstamm auf einer konstanten Größe zu halten. Mal läuft es ein halbes Jahr lang super, und die oben beschriebene Flexibilität und Belastbarkeit wird erneut auf die Probe gestellt. Dann wieder folgen zwei ruhige Quartale, in denen einem zwei oder drei Stammkunden die Treue halten, sonst aber einfach nichts passieren will. In solchen Zeiten war ich immer froh über die zwar kleinen, aber dafür regelmäßigen Einkommensanteile aus den festeren Beschäftigungen.

Ein guter Rat: Investieren Sie nicht zuviel! Viele junge Unternehmer machen den Fehler und investieren das gesamte Einkommen direkt wieder in neue Räume, neue Geräte oder Personal. Sie sollten vom ersten Tag an einen festen Teil Ihres Einkommens dazu nutzen, Rücklagen zu bilden. In Zeiten, in denen mal nicht alles nach Plan läuft, werden Sie diesen scheinbar banalen Rat zu schätzen wissen. In Kapitel 6: Ausstattung erhalten Sie einen Überblick über Geräte und Hilfsmittel, die Sie bei Ihrer Arbeit als Privat-Trainer einsetzen können. Ich habe mich bemüht, immer Alternativen zu teuren, oft elektronischen Geräten zu beschreiben. Sie werden bei der Lektüre dieses Buches schnell merken, daß Sie nicht allzuviel investieren müssen, um erfolgreich als Privat-Trainer zu arbeiten. Tätigen Sie größere Investitionen nur, wenn Sie Überschüsse erwirtschaftet haben. Ansonsten besteht die Gefahr, daß Sie zwar Ihren Umsatz kontinuierlich steigern, aber den Gewinnen auf alle Zeit chancenlos hinterherlaufen.

Betätigungsfelder

Der interessanteste und lukrativste Bereich, in dem der Privat-Trainer seine Aufgaben suchen kann, ist die Betreuung von Prominenten. Vieles spricht dafür, mit prominenten Menschen, sei es aus dem Showgeschäft oder dem Sport, zusammenzuarbeiten. Ich möchte an dieser Stelle nicht näher auf die Faszination der Menschen eingehen, die daraus entsteht, daß sie im Rampenlicht stehen. Vielmehr möchte ich einige praktische Seiten nennen, welche die Zusammenarbeit mit bekannten Musikern oder Schauspielern, Tennis- oder Fußballspielern oder anderen Prominenten mit sich bringt. Zum einen verfügen prominente Menschen häufig über ein gutes Einkommen oder ein nicht unbeträchtliches Vermögen. Das macht sie nicht immer zu besseren Menschen, aber zumindest ist die Grundvoraussetzung da, daß Ihre Leistungen honoriert werden können.

Machen wir uns nichts vor: Sie wollen als Privat-Trainer arbeiten, um Geld zu verdienen. Und jemand, der über ausreichend viel Geld verfügt, hat eher etwas über, um sich eine exklusive Betreuung leisten zu können. Da kommen wir auch gleich zum zweiten wichtigen Punkt. Entgegen gängigen Vorurteilen ist den meisten Prominenten ihr Geld nicht einfach in den Schoß gefallen. Sie arbeiten hart dafür. Sie reisen viel und haben oft nur wenig Freizeit, von geregelten Arbeitszeiten gar nicht zu sprechen. Auf Phasen intensiver Arbeit folgen Leer- oder Ruhezeiten, in denen sie sich von der letzten Anstrengung erholen und auf den nächsten Einsatz vorbereiten müssen. Diese Zeit muß sinnvoll und produktiv genutzt werden. Menschen, die sich intensiv mit einer oder mehreren Betätigungen auseinandersetzen, haben oft nicht die Muße, um sich mit den Hintergründen vieler anderer Dinge auseinanderzusetzen. Sie delegieren diese Dinge. Zum Beispiel an Sie.

Durch einen privaten Kontakt lernte mein Kompagnon Carsten einen bekannten deutschen Sänger und Musiker kennen. Dieser war durch das anstrengende Tourneeleben körperlich etwas aus der Form geraten und wollte diesen Zustand gerne wieder rückgängig machen. Bisher fehlte ihm aber der entscheidende Anstoß, wirklich mit dem Sport zu beginnen. Er hatte nicht ganz unberechtigte Sorgen, daß er keine Sportanlage finden könnte, in der er ungestört und ohne Belästigungen durch aufdringliche Fans trainieren konnte. Carsten erzählte ihm bei einem gemütlichen Abendessen von seiner Arbeit als Privat-Trainer und stellte die Möglichkeiten heraus, die eine Zusammenarbeit für den Musiker bieten würde. Sein Interesse wuchs. Also kümmerte Carsten sich darum, ein qualitativ hochwertiges Fitneßstudio in der Nähe des Wohnorts des Musikers zu finden, welches neben dem üblichen Gerätepark auch über ein angenehmes Ambiente, Möglichkeiten für Squash oder Badminton, Sauna und einen

Bistrobereich verfügte. Er bot dem Musiker an, flexibel zwei bis drei Mal die Woche zum Wohnort desselben zu reisen, immerhin jedesmal etwa 100 Kilometer pro Strecke, und arbeitete ihm auch Trainingsprogramme für Reisen und Tourneen aus. Um eine lange Geschichte kurz zu machen, der Sänger ist noch heute sehr zufrieden mit seiner Entscheidung, an einem Privat-Trainingsprogramm teilzunehmen. Natürlich mußte Carsten ihm für die gefahrenen Kilometer und die zeitliche Flexibilität deutlich höhere Beträge in Rechnung stellen als einem Durchschnittskunden.

Da der Musiker aber innerhalb weniger Monate sein Übergewicht abbaute und zu einer körperlichen Verfassung kam, die ihm bis dahin unbekannt war, bezahlte er die Rechnungen gerne und pünktlich. Neben dem finanziellen Aspekt brachte Carsten die Zusammenarbeit mit dieser prominenten Person viele weitere Vorteile. Nicht nur, daß die beiden sich auch privat anfreundeten, Carsten lernte über den Musiker weitere interessante und nicht ganz mittellose Menschen kennen, die er für eine Zusammenarbeit begeistern konnte. Darüber hinaus ist die Betreuung einer bekannten Persönlichkeit immer ein gutes Werbeargument bei Einführungsgesprächen mit potentiellen neuen Kunden.

Über die Arbeit mit Privatkunden hinaus, seien es nun Prominente oder »Menschen wie Du und Ich«, gibt es viele weitere Möglichkeiten für den Privat-Trainer. Wenn Sie neben der Privatbetreuung auf regelmäßige Einkünfte angewiesen sind, können Sie auch stunden- oder tageweise als Fitneßtrainer in Sportstudios, multifunktionalen Fitneßcentern und bei Vereinen arbeiten. Sollten Sie Trainerscheine oder besondere Befähigungen in den Bereichen Tennis, Golf, Squash oder ähnlichen Sportarten haben, bietet es sich an, diese Sportarten stundenweise zu unterrichten. Liegen Ihre Fähigkeiten eher in Sportarten wie Snowboarden, Skifahren, Surfen, Wellenreiten, Mountainbiken oder Tauchen, kommen auch saisonale Einsätze in entsprechenden Urlaubsgebieten in Frage.

Wenn es Sie immer häufiger in die Ferne zieht, sollten Sie Kontakte zur Touristikbranche knüpfen. Viele Hotels und Clubanlagen (Club Aldiana, Club Mediteraneé u.a.) sind ständig auf der Suche nach Animateuren für ihre Sport- und Freizeitprogramme. Sind Sie hingegen eher heimatverbunden, bleibt Ihnen noch die Möglichkeit, als Trainer oder Kursleiter bei den Sportprogrammen der Krankenkassen und Großbetriebe mit eigenem Betriebssport, bei den Kirchen, in der Jugendarbeit oder im Seniorensport feste oder feste freie Anstellungen zu suchen. Sollten Ihre Fähigkeiten schwerpunktmäßig im theoretischen Bereich und in der Vermittlung liegen, bietet sich auch eine Dozententätigkeit im Weiterbildungsbereich als lukrative und interessante Möglichkeit an. Nehmen Sie Kontakt zu den Aus- und Weiterbildungsinstituten auf und bewerben Sie sich um eine Stelle als Ausbilder oder Dozent. Einige der aufgeführten Verbände bieten sehr interessante Honorare (500–1000 DM pro Tag plus Spesen), verlangen aber auch eine entsprechende Qualifikation von ihren Dozenten.

Individuelle Betreuung von Privatkunden und Studiomitgliedern
Der wesentliche Teil Ihrer zukünftigen Kundschaft dürfte aus mehr oder weniger durchschnittlichen Privatkunden bestehen – keine Prominenz, aber auch keine armen Leute. Häufig handelt es sich hierbei um Menschen, die aus gesundheitlichen oder ästhetischen Gründen etwas für ihren Körper tun wollen. Viele meiner Kunden haben früher aktiv Sport getrieben und suchen nun einen behutsamen und effektiven Neueinstieg. Anderen ist vom Arzt Sport als Therapie gegen Übergewicht, Rückenbeschwerden oder andere Zivilisationskrankheiten empfohlen worden.

Der weitaus größte Teil meiner Kunden sind Menschen, die bereits in einem Fitneßstudio trainieren und denen ich als Sportlehrer und wissenschaftlicher Mitarbeiter an der Universität bekannt bin. Sie wünschen sich von mir eingehende Trainings- und Ernährungsberatung, möchten über die neuesten wissenschaftlichen Erkenntnisse informiert sein und erhoffen sich den einen oder anderen Praxistip. Häufig sind sie mit der Betreuung in den Sportanlagen unzufrieden, wenn sie auch die Gründe hierfür verstehen und notgedrungen akzeptieren. Sie wollen individuell beraten werden und brauchen des öfteren einen neuen Motivationsschub, um die immer wieder auftauchenden Stagnationsphasen zu überwinden. Sie kennen die einschlägigen Fachmagazine und Fachbücher, aber ihnen fehlt die wissenschaftliche Ausbildung und die jahrelange Erfahrung, um die Spreu vom Weizen trennen zu können oder die vielen Einzelinformationen zu einem geordneten Ganzen zusammenzufügen.

Die Sportstudios haben teilweise schon das bestehende Ungleichgewicht zwischen Angebot und Nachfrage registriert und erste Schritte zur

Behebung der Mißstände unternommen. Während die einen einfach die Zahl der Trainer erhöhen oder von Teilzeitkräften zu qualifizierteren Vollzeitkräften wechselten, haben andere reagiert, indem sie sogenannte »Circuit«- Kurse anbieten. Bei diesen Kursen einigen sich fünf bis zwölf Studiomitglieder auf eine gemeinsame Trainingszeit. Das Studio stellt dann speziell für diese Gruppe einen Trainer zur Verfügung, der sich während der vereinbarten Zeiten ausschließlich um die Wünsche und Belange dieser Gruppe kümmert. Die Betreuung ist dann natürlich intensiver, Telefonate, Einführungstests oder Probetrainings werden in dieser Zeit von einem anderen Trainer übernommen.

In anderen Studios gibt es spezielle Gewichtsreduktions- oder Ernährungsberatungsgruppen, die wiederum von einer ausschließlich für diese Zwecke abbestellten Person durchgeführt werden. In einem nicht unbekannten Studio in meiner derzeitigen Heimatstadt Düsseldorf konnte der Studioleiter sogar einen ehemaligen Deutschen Meister im Bodybuilding gewinnen, dreimal die Woche mit Interessierten ein spezielles Fortgeschrittenentraining durchzuführen.

Sie sehen also, es gibt in der Fitneßbranche nicht nur schwarz oder weiß, Individualbetreuung durch einen persönlichen Trainer oder anonyme Allgemeinbetreuung durch eine personell schwach besetzte Studioleitung. Sportanlagen und freie Trainer arbeiten zusammen mit Verbänden, Universitäten und Sportlehrern daran, den Umbruch in der Fitneßszene aktiv und sinnvoll mitzugestalten. Es werden Modelle gesucht und gefunden, um scheinbar Gegensätzliches zusammenzubringen und die Qualität der »Ware Fitneß« zu steigern. Eine richtige und dringend notwendige Entscheidung, weil einem unverändert hohen Bedürfnis in der Bevölkerung eine Branche gegenübersteht, die das zum Teil künstliche Wachstum und die unvermeidliche Stagnation danach noch nicht vollständig überwunden hat. Jetzt ist es an der Zeit, das Streben nach Quantität (mehr Studios, mehr Mitglieder) durch ein Streben nach höherer Qualität zu ersetzen.

In den kommenden Monaten und Jahren wird sich diese Situation weiter verschärfen. Schon jetzt steigen viele Krankenkassen überstürzt wieder aus dem »Fitneßmarkt«, sprich aus dem Anbieten von Kursen zur Prävention und Rehabilitation von Krankheiten aus. Nachdem die Krankenkassen im Zusammenhang mit einer nicht immer durchschaubaren Gesundheitspolitik ein vielfältiges Angebot von Kursen aufgebaut haben, stehen in naher Zukunft nicht nur viele Kursleiter und Sportlehrer, wieder auf der Straße, sondern auch eine noch größere Zahl von Menschen, die begeistert daran teilgenommen haben. Diese Menschen wollen betreut und neuen, attraktiven Angeboten zugeführt werden. Warum die Krankenkassen jetzt gleich das Kind zusammen mit dem Bade ausschütten, bleibt unklar, aber ein Studio oder ein Kursleiter, der die Zeichen der Zeit nicht erkennt und dieses große Gebiet des Freizeit- und Gesundheitssports ebenso sträflich vernachlässigt, wie es die Krankenkassen in Zukunft wohl (wieder) tun werden, darf sich über mangelnden Geschäftserfolg nicht wundern. Werden Sie aktiv und stellen Sie sich den Herausforderungen dieser Situation!

Argumente für die individuelle Trainingssteuerung

Für eine individuell angepaßte Trainingssteuerung gibt es eine ganze Reihe von guten Gründen. Der wohl wichtigste liegt in der sprichwörtlichen Individualität des Menschen. Jeder Mensch ist anders, bringt eigene Voraussetzungen mit und verfügt über eine ganz spezielle Konstitution. Es gibt große und kleine Menschen, muskulöse und hagere, dicke und dünne, solche, die scheinbar alles in jeder beliebigen Menge essen können und solche, die schon beim puren Anblick von Nahrungsmitteln Gewicht zuzulegen scheinen.

Wenn Sie sich einmal vorstellen, daß viele moderne Fitneßcenter zwischen 500 und 1000 Mitglieder haben, können Sie schnell verstehen, warum das Personal dort manchmal überlastet scheint, wenn es um die individuelle Betreuung der einzelnen Kunden geht. Mängel bei der Betreuung in Studios, Vereinen und Multifunktionsanlagen ergeben sich oft nicht aus der Unfähigkeit der Abgestellten oder deren Abneigung gegen Arbeit; vielmehr kann eine Anlage ab einer gewissen Größe gar nicht anders, als mit Vereinfachungsverfahren und Standardplänen zu arbeiten. Auf diese Weise kann sie dem Kunden zumindest noch ein gewisses Maß an persönlicher Betreuung im Sinne von Informationsweitergabe zukommen lassen. Aus rein wirtschaftlichen Gründen ist es bei den momentanen Monats- oder Vereinsbeiträgen und der starken Konkurrenz nicht mög-

Übersicht Privat-Trainer im Fitness-Bereich

Schritt	Aufgaben	Details/Vordrucke
Vorarbeit	Kunden gewinnen (Ansprechen, werben)	Visitenkarten, Handzettel, Annoncen
Erstes unverbindliches Gespräch	Allgemein-Information	Info Privat-Trainer
Erster verbindlicher Termin	Besprechen der Trainingsziele Analyse Ist-Zustand	Trainingsziele Tests: Anamnese, Stoffwechseltyp, Ernährungsprofil, Waage, Fettmessung, Ausdauertest
Erster Außentermin	Dokumentation Ist-Zustand Trainingsort klären ggf. Besichtigung Fitneßstudio(s) Krafttest Erklären der Übungsausführung Beaufsichtigung und Korrektur Erklären des Ausdauertrainings an Geräten	Fotos Prospekte Krafttest
„Hausaufgaben"	Auswertung der Ernährungsprofile Erstellen eines Trainingsplans auf Grundlage der erhobenen Daten	CD-ROM, Diskette, Nährwert-Tabellen Trainingsplan zum Fitneß/ Krafttraining und für das Ausdauertraining
Zweiter Außentermin	Erstes Training mit dem Trainingsplan, Überwachung und ggf. Korrektur der Gewichte und Übungen	Trainsplan des Kunden, Übungsbeschreibungen, Alternativübungen mit Beschreibungen

Übersicht Privat-Trainer im Fitness-Bereich

ggf. weitere Außentermine wie zweiter Termin	Gemeinsames Training, ständige Korrektur, Tips und Tricks	wenn nötig, Übungen durch Alternativübungen ersetzen
Vor oder nach einem der Außentermine oder im Büro	Besprechung der ausgewerteten Ernährungsprotokolle und Korrekturen	Buch zur Ernährung Rezeptvorschläge
nach 4 oder 6 Wochen	neuer Außentermin, Analyse der Trainingsprotokolle, ggf. Änderung der Intensität oder der Methode	Kunde muß Trainingsprotokolle mitbringen, neuer Trainingsplan
ggf. weitere Außentermine wie der nach 4/6 Wochen	Gemeinsames Training, ständige Korrektur, Tips und Tricks	wenn nötig, Übungen durch Alternativübungen ersetzen
Abschlußtermin nach drei Monaten	Besprechung des neuen Ist-Zustands, Vergleich mit Sollwerten (Trainingszielen)	Waage Fettmessung, Krafttest Ausdauertest Fotos
Abschlußgespräch	Vergleich der Testergebnisse und Fotos	
ggf. Start eines neuen Drei-Monats-Zyklus	neue Trainingsziele besprechen und Trainingsplan entwerfen	Krafttrainingsplan Ausdauerplan Buch zum Training
ansonsten: Kundenpflege	regelmäßige Kontaktaufnahme, Nachfragen, Sonderangebote usw.	Spezielle Angebote als Handzettel oder Postsendung

lich, ausreichend Personal einzustellen. Darüber hinaus gibt es enorme Schwierigkeiten, überhaupt genug qualifizierte Personen zu finden, die dazu auch noch dann arbeiten wollen, wenn alle anderen ihre Freizeit genießen. Nichtsdestotrotz besteht ein großes Bedürfnis nach Betreuung, und zwar nach exklusiver Betreuung. Exklusiv heißt in diesem Sinne, daß ich als Kunde einen Ansprechpartner vorfinde, der sich ausreichend lange eingehend mit mir und meinen Problemen beschäftigt, geeignete Lösungsstrategien sucht, die Durchführung überwacht und anschließend bei der Festlegung neuer Ziele und Perspektiven behilflich ist.

Übersicht Arbeitsablauf Privat-Trainer im Fitneßbereich

In der Tabelle auf den vorangegangenen Seiten finden Sie eine stichwortartige Übersicht der Methode, die sich für meine Arbeit als Privat-Trainer bewährt hat. Die schematische Darstellung kann Ihnen bei der Arbeit als Privat-Trainer zur Orientierung dienen. Füllen Sie den Plan mit Bausteinen aus den folgenden Kapiteln. Persönliche, individuelle Betreuung im Rahmen des Privat-Trainings-Programms heißt nicht, daß Sie bei jedem Kunden die Trainingslehre oder gar den Sport neu erfinden müssen. Schon aus arbeitsökonomischen Gründen können und sollten Sie mit Bausteinen arbeiten, die Sie für den Kunden auswählen und zusammenstellen.

Grenzen der Arbeit des Privat-Trainers

So interessant wie die Arbeit als Privat-Trainer sein kann, es gibt auch einige Problembereiche. Ich möchte Sie an dieser Stelle auf ein Problem aufmerksam machen, das im persönlichen, zwischenmenschlichen Bereich angesiedelt ist. Als Privat-Trainer haben Sie tagtäglich mit Menschen zu tun, Menschen beiderlei Geschlechtes, aller möglichen Altersstufen und Gesinnungen. Sie stellen diesen Menschen zum Teil sehr persönliche Fragen, versuchen, sie ein wenig besser kennenzulernen und verbreiten eine Atmosphäre voller Freundlichkeit und Hilfsbereitschaft. Grundsätzlich gibt es nichts Falsches daran, aber es gibt Momente, in denen wollen Sie alleine sein oder sich mit Leuten umgeben, mit denen Sie nicht unbedingt nur aus beruflichen Gründen Umgang pflegen. Sie haben vielleicht eine glückliche Beziehung oder Ehe, eventuell sogar Kinder, und möchten an diesen persönlichen Umständen derzeit nichts ändern. In diesen Momenten ist es besonders wichtig, daß Sie immer für eine Trennung zwischen eigener und Kundenprivatsphäre sorgen, für eine Trennung zwischen Beruf und Privatleben. Natürlich ist es schön, wenn sich aus den zwischenmenschlichen Kontakten, die sich geradezu zwangsläufig aus Ihrer Tätigkeit als Privat-Trainer ergeben, neue Freundschaften entwickeln oder Sie vielleicht sogar Ihren neuen Lebenspartner im Kreis Ihrer Kunden finden. Unangenehm wird die ganze Sache erst dann, wenn Sie lieber Abstand halten wollen, Ihr Kunde oder Ihre Kundin dies aber nicht akzeptieren will. Sonja war so ein »Fall«. Eine attraktive Mittdreißigerin, Mutter von zwei Kindern, mit einer nicht ganz glücklichen Ehe. Der unverbindliche Kennenlern-Termin dauerte bei ihr etwa doppelt so lange wie gewöhnlich, weil wir schnell vom Thema Privat-Training weg kamen und verschiedene Aspekte ihres Privatlebens diskutierten. Trotz der Zurückhaltung meinerseits kamen wir von jedem Punkt meines Kennenlern-Gespräches immer wieder in den persönlichen Bereich. »Seit wann treibst Du denn keinen Sport mehr?« fragte ich routinemäßig. »Tja, weißt Du, nach dem zweiten Kind hatte ich schnell wieder mein Idealgewicht. Aber irgendwie schien sich Klaus, mein Ehemann, gar nicht mehr für mich zu interessieren. Da hatte ich dann bald keine Lust mehr zu trainieren.« Eine Angabe von Jahren oder Monaten hätte mich völlig zufrieden gestellt. Meine nächste Frage lautete: »Welche Sportarten würden Dir denn Spaß machen?« »Na ja, Radfahren finde ich toll, aber alleine macht es mir keinen Spaß. Schwimmen gefällt mir auch, aber ich mag keine Schwimmbäder. Am liebsten schwimme ich in Baggerseen, und dann meistens nackt.«

Allmählich hörte sich das ganze nach einem ausgewachsenen Flirt an. Ist ja auch gar nicht schlimm, aber man muß von vornherein wissen, daß solche Situationen auf einen zukommen können, und sie sind wahrhaftig nicht immer erwünscht. Sonja kam dann zum zweiten Termin. Ich hatte ihr gesagt, daß wir sowohl Fotos machen wollen wie auch Gewicht und Körperfettgehalt bestimmen würden und sie zu diesem Zweck bitte einen Bikini mitbringen sollte. Was hatte sie vergessen? Den Bikini. Für mich eigentlich kein Problem. »Ach, gar nicht schlimm. Ich lasse einfach den Slip an«, sagte Sonja. So kam ich zu einem Satz von eigentlich recht ansprechenden Fotos, für die ich jedoch einen Extraordner anlegen mußte, weil ich mir nicht vorstellen konnte, daß Sonja es gutheißen würde, wenn ein anderer Kunde zufällig oder bei einem Vorher/Nachher-Vergleich seiner eigenen Fotos diesen Anblick genießen würde. Das Wiegen ging schnell und problemlos vorbei. Beim Messen des Körperfettgehaltes wurde es dagegen wieder brenzlig. Bei dieser Messung muß ich mit einer Art Zange die Hautfaltendicke am Bauch, an der Hüfte und am hinteren Oberarm bestimmen. Ich messe also den hinteren Oberarm, wobei Sonja trotz meiner Aufforderung, ganz ruhig und entspannt zu stehen, ihren Rücken verbiegt, als gelte es den »Ms. Wonderbra-Wettbewerb« zu gewinnen. Als ich dann schließlich vor ihr stehe und mit der linken Hand die Hautfalte neben dem Bauchnabel festhalte, die ich mit der rechten Hand messen will, reibt sie ihre Brust auffällig unauffällig an meinem linken Arm. Meiner Aufforderung, sich wieder anzuziehen, kommt sie nur zögerlich nach. Zuerst hilft sie mir noch (halbnackt) dabei, das Sofa wieder an seinen Platz vor dem provisorischen Fotohintergrund zu rücken und das Bild wieder aufzuhängen.

Verstehen Sie mich jetzt bitte nicht falsch, ich habe eigentlich ganz und gar nichts dagegen, wenn wohlgeformte Frauen spärlich bekleidet meine Wohnung verschönern – aber Geschäft ist Geschäft und Spaß ist Spaß. Ich möchte mir meine Bekanntschaften immer noch selber aussuchen können und nicht durch die Ausübung meines Berufes automatisch in bestimmte Situationen (oder in Versuchung) geführt werden. Eigentlich ist man solche Beschwerden ja häufiger von Frauen gewöhnt, aber wenn Sie (vorausgesetzt, der Leser dieser Zeilen ist ein Mann) sich zum erstem Mal den offensichtlichen Verführungsversuchen einer Person ausgeliefert sehen, die Ihnen vielleicht gar nicht so sympathisch ist oder die Sie nicht attraktiv finden, werden Sie schnell nachempfinden können, was in den Frauen vorgeht, die sich des öfteren wegen solcher Übergriffe beklagen.

Stellen Sie sich vor, Sie wollen Ihre Beziehung oder Ehe nicht gefährden, oder Sie wissen, daß Ihre Partnerin und die Kinder innerhalb der nächsten Minuten nach Hause kommen könnten. Es gibt eine Menge Gründe, warum man vielleicht gerade keinen näheren Kontakt zulassen will. Vorsicht also bei sexueller Attraktion. Sie arbeiten in einer Atmosphäre voller Offenheit, persönlichem Vertrauen und körperlicher »Berührungspunkte«. Ähnlich wie bei einem Psychologen erfahren Sie wichtige persönliche Dinge über Ihre Kunden, es baut sich häufig ein Vertrauensverhältnis auf. Viele Ihrer Kunden und Kundinnen sehen vielleicht in Ihnen den sportlichen, lockeren Sonnyboy, den sie gerne, kurz oder dauerhaft, als Partner hätten. Machen Sie sich von vorne herein Gedanken über diese Dinge und beziehen Sie eine Position. Weisen Sie schon bei ersten

Andeutungen höflich, aber bestimmt auf Ihre Grenzen hin und vermeiden Sie »zufällige« körperliche Kontakte, wenn Sie diese nicht wollen. Ebenfalls ähnlich wie in der psychologischen Praxis kann die Stimmungslage nämlich schnell umschlagen. Merkt der oder die entsprechende Person, daß Sie es doch nur bei einer beruflichen Beziehung belassen wollen, kann es schnell zu Enttäuschung und Aggression kommen.

So war es dann auch bei Sonja. Wir begannen mit der persönlichen Trainingsbetreuung. Sonja macht immer neue Annäherungsversuche und brachte ihre Reize bei allen Gelegenheiten mehr als deutlich zur Geltung. Als ich nach drei Wochen immer noch standhaft blieb (ich hatte meine guten Gründe), rief sie kurz vor einem vereinbarten Termin an und sagte wegen einer Grippe ab. Wir hatten Juli und sie hörte sich kein bißchen erkältet an, aber bitte. Ich schlug ihr vor, daß sie sich auskurieren solle, und daß wir die verlorengegangenen Tage oder Wochen hinten anhängen könnten. Sie meldete sich nicht mehr. Nachdem ich je zweimal mit ihrem Anrufbeantworter und ihrem Mann telefoniert hatte, legte ich ihren Ordner einfach ab.

*

2. Aufgaben des Privat-Trainers

Als Privat-Trainer sind Sie in erster Linie, ob Sie es glauben oder nicht, ein Geschäftsmann. Sie tun also gut daran, sich mit den Grundregeln des kaufmännischen Gewerbes vertraut zu machen. Ich meine damit nicht, daß Sie jetzt zuerst ein Studium der Betriebswirtschaftslehre abschließen müßten. Sie sollten sich aber ein paar grundlegende Gedanken über Ihre zukünftige Tätigkeit machen. Wenn Sie lediglich ein guter Trainer sind (was ja schon eine ganze Menge ist!), wird sich Ihr Kontostand dadurch erst einmal nicht nennenswert ändern. Sie müssen auch Menschen finden, die an Ihrem Wissen und Ihren Dienstleistungen interessiert sind, und zwar so sehr, daß sie bereit sind, dafür Geld auszugeben.

Der Abschnitt »Kunden gewinnen« beschäftigt sich eingehender mit diesem Problem. Da wir bereits im ersten Kapitel festgestellt haben, daß die individuelle Betreuung das A und O Ihrer Tätigkeit darstellt, müssen Sie Ihre Kunden besser kennenlernen – nein, nicht persönlich, sondern als Menschen mit ganz bestimmten sportlichen, gesundheitlichen und persönlichen Voraussetzungen. Dazu wenden Sie verschiedene Testverfahren an, wie es im Abschnitt »Einführungstest« beschrieben ist. Aufgrund der erhaltenen Testergebnisse schneidern Sie Ihre Kenntnisse und Erfahrungen individuell auf den Kunden und seine Bedürfnisse zu – wie einen Maßanzug, der perfekt und faltenfrei sitzt.

Der Abschnitt »Aufbau eines individuellen Trainingsprogramms« gibt Ihnen detaillierte Informationen zu dieser Arbeit. Unterschätzen Sie diesen Bereich bitte nicht. Zusammen mit der Ernährungsberatung ist er das Standbein, auf dem Sie stehen. Sie müssen sich in Leistungsumfang, Kompetenz, Qualität und Kundenservice deutlich von der Konkurrenz abheben, wenn Sie Ihr Stück vom Kuchen haben möchten. Wenn Sie dann bis zu den Ohren in Arbeit stecken, dürfen Sie einen weiteren wichtigen Punkt nicht vergessen. Sie müssen Kunden nicht nur gewinnen und »bearbeiten«, Sie müssen sie auch behalten. Es ist eine alte Weisheit, daß es immer schwieriger und teurer ist, neue Kunden zu gewinnen, als den bestehenden Kundenstamm zu pflegen. Gerade in erfolgreichen Zeiten, wenn die Kunden Schlange stehen, darf weder Ihre Arbeit darunter leiden noch dürfen die Altkunden ins Hintertreffen geraten. Lesen Sie dazu den Abschnitt »Kunden behalten«.

Zu guter Letzt möchte ich Sie in die wahre Natur Ihrer neuen Tätigkeit einweihen. Es geht eigentlich vordergründig gar nicht so sehr darum, Trainingswissenschaften, Ernährungslehre und Bewegungslehre zu vermitteln. Ihr eigentlicher Job ist es vielmehr häufig, Motivation zu schaffen und diese aufrecht zu halten. Die meisten meiner Kunden sind intelligent genug, um selber Bücher und Zeitschriften zu wälzen und die notwendigen Informationen herauszufiltern. Sie haben oft schon eine ganze Menge Trainingserfahrung. Viele von ihnen stecken aber in einer Sackgasse. Zum einen wollen sie eigentlich nur Sport treiben und nicht Sportwissenschaft studieren; schließlich ist Sport für die meisten Menschen eine Freizeitbeschäftigung.

Wenn Sie ein Bodybuilding-Magazin aufschlagen und nicht schon eine große Menge Vorkenntnisse mitbringen, werden Sie sich nicht auf Anhieb zurechtfinden. Sie werden erschlagen von Fachausdrücken, anatomischen oder ernährungswissenschaftlichen Details und zum Teil widersprüchlichen Trainingssystemen. In einem Fitneßmagazin finden Sie alles, nur kein vernünftiges, zusammenhängendes Trainings- und Ernährungskonzept. Wenn Sie sich dann den Fachbüchern zuwenden, verbringen Sie schnell die nächsten zehn Jahre im Selbststudium und Selbstversuch, weil es zwar viele gute Bücher gibt, Sie aber erst alle lesen und ausprobieren müssen, bis Sie wissen, was für Sie persönlich am besten ist. Mit diesen Perspektiven haben die meisten Menschen schon keine Lust mehr, auch nur eine Sekunde länger über die ganze Sache nachzudenken. Die Motivation ist weg, bevor sie überhaupt richtig aufgekommen ist.

Andererseits gibt es eine Menge Menschen, die diese erste Hürde selbständig genommen haben und nun vor einer zweiten stehen. Sie haben trainiert, sich bewußt ernährt, ihre körperliche Konstitution verbessert und Spaß an anderen Facetten des Sportes gefunden – bis etwas dazwischen kam. Oft ist es ein Einschnitt im Leben: Familiengründung,

Schwangerschaft, Berufseinstieg, Studium oder ähnliches, was zu einem Abbruch der schon begonnenen sportlichen Lebensweise geführt hat. Oder es war schlicht und einfach die Tatsache, daß es nach den anfänglich guten Erfolgen zu einer Phase der Stagnation kam, die sich weder mit gesteigertem Einsatz noch durch die zu Beginn gute Unterstützung des Studio-Trainers überwinden ließ. Indem Sie als Privat-Trainer weit über die Betreuung und Hilfestellung hinausgehen, die in den meisten Fitneßcentern und Vereinen geboten wird, haben Sie gute Chancen, diesen Menschen, falls nötig, zu einem Wiedereinstieg zu verhelfen und sie weit über ihre bisherigen Erfolge hinaus zu führen.

Kunden gewinnen

Die Kundengewinnung ist das A und O Ihrer neuen Tätigkeit. Lesen Sie Kapitel vier in aller Ruhe und legen Sie sich eine eigene Strategie zu diesem grundsätzlichen Teil Ihrer Arbeit zurecht. Sie bewegen sich auf einem heiß umkämpften Markt. Beweisen Sie einen guten Blick für die Zeichen der Zeit und arbeiten Sie mit viel Diplomatie, wenn Sie sich einem möglichen neuen Kunden nähern. Heutzutage werden die Menschen von allen Seiten umworben, jeder will ihnen etwas verkaufen und ihnen dadurch »das Geld aus der Tasche ziehen«.

Viel zu oft wird dabei vergessen, daß es nur einen großen Kuchen gibt, der eigentlich schon verteilt ist. Viele Menschen haben ein Einkommen, daß durch die wichtigen und weniger wichtigen Dinge des täglichen Bedarfs wie Miete, Strom, Wasser, Kleidung, Essen, Versicherungen, Einrichtung, Auto und ähnliches schon fast erschöpft ist. Gerade in wirtschaftlich schwächeren Zeiten überlegen sich diese Menschen sehr genau, wofür sie das verbleibende Geld verwenden. Zu massive Werbung macht diese Menschen eher ärgerlich und kritisch.

Versuchen Sie daher immer durch Qualität zu überzeugen. Stellen Sie Ihre Dienstleistung sachlich und überzeugend dar. Argumentieren Sie ohne Übertreibung. Gehen Sie in Vorleistung, indem Sie kleinere Ratschläge oder Tips und Tests gratis anbieten, um dem potentiellen Kunden einen Eindruck von Ihrer Qualifikation und Ihrer Arbeitsweise zu vermitteln. Versuchen Sie ein positives Gesprächsklima aufzubauen. Heben Sie sich von Mitbewerbern wie Fitneßcentern oder Heimtrainingsprogrammen ab, ohne diese schlecht zu machen. Sie sollten im Hinblick auf eine spätere Zusammenarbeit unbedingt vermeiden, eine offene Konkurrenz zu Sportanlagen darzustellen. Und denken Sie immer daran: Wenn Sie einen Kundenstamm haben, müssen Sie einen wesentlichen Teil Ihrer Aufmerksamkeit der Kundenpflege widmen. Sie werden schnell merken, daß es erheblich weniger Mühe macht, Kunden zu behalten, als neue zu finden.

Einführungstest
Eine individuelle Betreuung erfordert genau ermittelte Grundwerte. Benutzen Sie daher die in diesem Buch beschriebenen Testverfahren, um sich ein genaues Bild von der körperlichen Kondition Ihres Kunden machen zu können. Je genauer Ihre Kenntnis über die körperlichen Stärken und Schwächen, sowie die persönliche Einstellung und Motivation Ihres Kunden ist, desto exakter können Sie Ihr »Handwerkzeug«, die Trainings- und Ernährungspläne, auf den Kunden zuschneiden. Viele Menschen, die seit Jahren Fitneßprogramme trainieren, belasten sich zu hoch oder zu niedrig. Im Ernährungsbereich sieht es fast noch schlimmer aus. Nicht nur, daß die meisten Menschen zuviel oder zuwenig essen, sie essen auch fast alle falsch. Sowohl die allgemeine Nährstoffverteilung wie auch der individuelle, durch den Stoffwechseltyp bedingte Nährstoffbedarf wird sträflich mißachtet. Führen Sie mit neuen Kunden immer mindestens die folgenden Testverfahren durch:
 · Test zur Bestimmung des Stoffwechseltyps (Kapitel 9)
 · Ausdauertest (Kapitel 7)
 · Krafttest (Kapitel 7)
 · Test zu den Ernährungsgewohnheiten (Kapitel 7)
 · Tests zur Körperzusammensetzung (Kapitel 7)

Wenn Sie weitere Testverfahren kennen oder Ihnen diese zur Verfügung stehen, können Sie diese selbstverständlich prüfen und ebenfalls in Ihr Programm aufnehmen. Der erste Test wird nur am Anfang der Zusammenarbeit mit einem Kunden ausgeführt, eventuell im Abstand von zwölf Monaten wiederholt, alle anderen aufgeführten Testverfahren verwenden Sie bitte immer am Anfang und am Ende einer Trainingsperiode (empfehlenswert sind drei Monate). Wenn sich ein Kunde zu einer Fortsetzung der Zusammenarbeit entschließt, müssen Sie natürlich nicht einen erneuten Eingangstest machen. Der Abschlußtest des letzten Quartals ist dann automatisch der Eingangstest für das neue Quartal.

Aufbau eines individuellen Trainingsprogramms
Der zweite Schritt ist die Zusammenstellung eines maßgeschneiderten Trainingsprogramms. Es gibt eine Unmenge von Trainingstheorien und darauf aufbauend auch eine große Zahl von Beispieltrainingsplänen. Viele Trainingssysteme, vor allen diejenigen, die während der letzten Jahre in den einschlägigen Bodybuilding-Magazinen publiziert worden sind, erscheinen für den Normalverbraucher viel zu umfangreich und/oder viel zu intensiv. Es mag sein, daß absolute Profi-Bodybuilder, nicht zuletzt unter der Zuhilfenahme unerlaubter und gesundheitschädigender Medikamente, in der Lage sind, solche Trainingseinheiten zu absolvieren. Ich bezweifle aber, daß selbst diese professionellen Sportler regelmäßig derart umfangreich und intensiv trainieren.

Vielmehr drängt sich mir der Verdacht auf, daß es im Interesse verschiedener Nahrungsmittel- und Sportartikelhersteller, die hinter diesen Magazinen stehen, ist, den Trainierenden systematisch in einen Zustand des Übertrainings zu treiben. Warum? Ganz klar. Wir leben in einer Konsumgesellschaft, das heißt, wir decken unsere Bedürfnisse zu einem großen Teil über den Konsum von bestimmten Gütern. Es ist auch schon lange kein Geheimnis mehr, daß wir gleichzeitig in einer Überflußgesellschaft leben. Unsere natürlichen Bedürfnisse wie Hunger, Schlaf, Wärme, ein Dach über dem Kopf, um nur ein paar zu nennen, sind weitestgehend gedeckt. Das meiste, vom zwischenmenschlichen Bereich einmal abgesehen, was darüber hinausgeht, sind künstlich erweckte Bedürfnisse: der Sportwagen, die größere Wohnung, das Edelsakko, das Designerkleid und so fort.

Wenn nun ein Unternehmer eine Firma für Sporternährung hat, welche Marketingstrategie würde er wohl verfolgen? Würde er für Mäßigung und Sparsamkeit plädieren? Würde er Trainings- und Ernährungsprogramme befürworten, mit denen die meisten Menschen in ein bis zwei Jahren die persönlichen Wunschvorstellungen, ihren Körper betreffend, realisiert hätten? Und dann? Würde er dann seine Firma schließen, weil ja alle Kunden ihre Ziele erreicht haben und es für seine Produkte keinen Markt mehr gäbe? Wenn Sie auch nur eine dieser Fragen mit »Ja« beantwortet haben, sollten Sie vielleicht doch erst ein paar Jahre Marketing oder Betriebswirtschaft studieren, bevor Sie daran denken, selbständig ins Geschäftsleben einzusteigen.

Natürlich ist das klare Gegenteil der Fall. Wenn ich eine kleine Gruppe hochgezüchteter Profisportler zum Maß aller Dinge erkläre, deren (oft noch übertriebene) Ernährungs- und Substitutionspläne als »Geheimtips« veröffentliche und gleichzeitig Trainingsprogramme promote, bei denen ich damit rechnen kann, daß sie den Nachahmer nicht nur extrem erschöpfen, sondern auch nach anfänglichen überdurchschnittlichen Erfolgen ins Übertraining und damit in eine katabole (abbauende) Situation führen, kann ich mir doch relativ sicher sein, daß er sein sauer verdientes Geld für alles ausgibt, was ich als Hersteller von Nahrungsergänzungsmitteln ihm unter die Nase halte. Selbstverständlich gibt es Menschen, die diese Mechanismen entweder durch eigene Erfahrung oder durch Beobachtung gepaart mit Hintergrundwissen längst durchschaut haben. Lesen Sie Steve Holmans »Home Gym Handbook« oder »Masse-Training«, wenn Sie wirkliche Informationen suchen.

In Kapitel acht finden Sie eine ganze Reihe von Beispielen und Hinweisen zum Erstellen von Krafttrainingsplänen. Die Informationen stammen aus sorgfältiger Literaturrecherche, eigenen wissenschaftlichen Untersuchungen und jahrelanger Erfahrung als Trainer. Diese Informationen sollen nur eine Grundlage für Sie sein, auf der Sie dann individuelle Änderungen vornehmen können. Beginnen Sie mit einem Einstiegsprogramm, das der körperlichen Verfassung des Trainierenden angemessen ist. Setzen Sie dabei die Belastungsintensität immer eher zu niedrig als zu hoch an. Verletzt sich einer Ihrer Kunden aus dem Anfängerbereich, weil Sie ihn mit einer zu hohen Belastung trainiert haben, ist das nicht nur sehr peinlich für Sie, sondern auch kontraproduktiv, weil Ihr Kunde mehrere Tage oder sogar Wochen pausieren muß, bis die Verletzung wieder auskuriert ist.

Auch bei Wiedereinsteigern müssen Sie sehr vorsichtig sein. Meistens überschätzen diese Menschen ihre momentane körperliche Verfassung und wollen direkt wieder dort weitermachen, wo sie vor Monaten oder

Jahren aufgehört haben. Für Kunden, die schon lange trainieren, aber über eine anhaltende Stagnation bei den Resultaten klagen, gilt das hier Geschriebene gleich doppelt. Es gibt zwei Möglichkeiten. Einerseits kann es sein, daß Sie einen Menschen vor sich haben, der noch nicht weiß, daß der Schlüssel zur Verbesserung von Kraft und Muskulösität »progressives Widerstandtraining« heißt. Bei diesen Kunden handelt es sich zumeist um Damen, die seit Jahren mit dem Trainingsprogramm arbeiten, daß sie während der ersten Wochen vom damaligen Trainer erhalten haben.

Andererseits haben Sie es weitaus häufiger mit Männern und auch Frauen zu tun, die im Laufe mehrerer Jahre die Häufigkeit, den Umfang und die Dauer der Trainingsprogramme gesteigert haben. Anfangs machen diese Menschen erfahrungsgemäß gute Fortschritte, aber bei jedem stellt sich irgendwann Stagnation ein. Die meisten Menschen vergessen nämlich, die Regenerationsphasen ebenfalls der gesteigerten Belastung anzupassen. Wenn man täglich, am besten nach einem anstrengenden Acht-Stunden-Tag, anderthalb bis zweieinhalb Stunden trainiert, bleibt dem Körper keine Zeit mehr, sich vollständig zu regenerieren. Die Belastungsreize, die den Körper jedesmal in ein Tal der Erschöpfung treiben, folgen zu dicht aufeinander, der nächste Trainingsreiz trifft den Körper immer zu einer Zeit, wo er den letzten Reiz noch nicht »verdaut« hat.

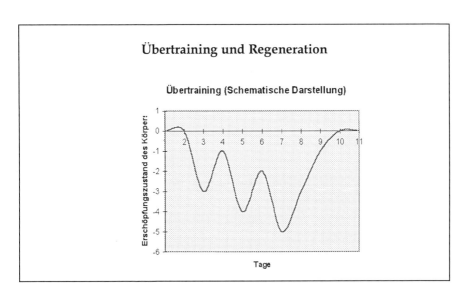

Das Diagramm zeigt den Verlauf des Erschöpfungszustandes eines Sportlers, der nur unzureichende Erholungsphasen zwischen den einzelnen Trainingseinheiten (Tag 2, 4 und 6) einhält. Die meisten Sportler benötigen zwei bis drei Tage, um sich nach einer intensiven körperlichen Belastung wieder vollständig zu erholen. Im Diagramm ist auch dargestellt, daß sich die Belastung so stark anhäuft, daß der Körper erst vier bis sechs Tage nach diesen drei Überlastungen wieder optimal regeneriert hat. Eine Superkompensation, also der Sprung auf ein etwas höheres körperliches Leistungsniveau, würde vermutlich nochmals einen oder zwei weitere Tage erfordern. An dieser Stelle eine alte Weisheit, die leider viel zu oft mißachtet wird: Der Körper wächst in der Regenerationsphase, nicht im Training!

Eine Ihrer wesentlichen Aufgaben als Privat-Trainer besteht darin, Ihren Kunden diese Grundregeln so verständlich wie möglich zu vermitteln. Kommen wir direkt zu einem zweiten Kardinalfehler, diesmal im Fettreduktionsbereich. Streng nach dem Leitsatz »Viel bringt viel« oder »Ohne Fleiß (Schweiß) kein Preis« wird in den Aerobic-Räumen und auf den Laufbändern und -strecken gepowert, was das Zeug hält. Ohne auch nur den kleinsten Anhaltspunkt über ihre körperliche Belastbarkeit zu haben, strengen sich viele Übergewichtige im Training an, als gelte es, eine Olympia-Medaille mit nach Hause zu bringen.

Leider sind all diese Anstrengungen vergebens! Zum einen führt die subjektiv hohe Belastung fast immer zu einem Abbruch des Ausdauertrainings, entweder schon nach wenigen Minuten, oder spätestens, wenn sich nach einigen Wochen immer noch keine Verbesserungen in der Kondition oder bei den Fettpölsterchen eingestellt haben. Aber selbst wenn jemand mit eisernem Willen ein solches Gewaltprogramm längere Zeit durchhält, wird alles mögliche passieren, aber er oder sie wird nicht nennenswert an Körperfett verlieren. Zur Verbrennung von Körperfett sind nämlich relativ hohe Sauerstoffmengen notwendig, ansonsten schaltet der Körper auf eine andere Energiequelle, den Blutzucker um, weil er diese auch bei relativem Sauerstoffmangel verstoffwechseln kann (anaerobe Glykolyse). Vergleichen Sie dazu auch das folgende Diagramm.

Wenn Sie Ihrem Kunden diese und weitere Zusammenhänge (richtige Übungsausführung, aktive und passive Regeneration usw.) vermittelt ha-

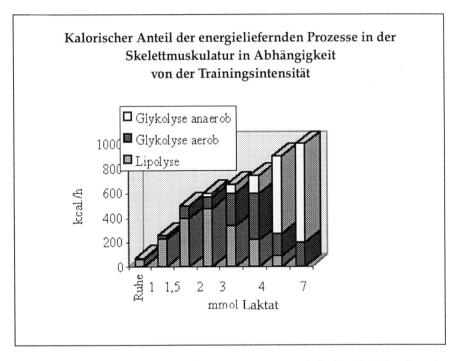

ben, müssen Sie ihn während einiger Trainingseinheiten bei der Durchführung Ihrer Vorgaben beaufsichtigen. Viele Menschen haben Probleme, abstrakte, kompakte und in Worte gefaßte Informationen in der Praxis umzusetzen. Trainieren Sie also einige Male mit Ihrem Kunden und passen Sie einzelne Teile des Trainings noch exakter an die Konstitution des Kunden an.

Bei Elke lief eigentlich alles wie am Schnürchen. Sie durchlief völlig reibungslos meine Tests, ich errechnete die Belastungsvorgaben für die einzelnen Übungen und für das Ausdauertraining, und schon ging es los zum ersten Training. Als Wiedereinsteigerin hatte Elke eine Menge Vorinformationen, und meine Erklärungen lieferten ihr endlich die lange gesuchten Gründe, warum es beim ersten Mal nicht so geklappt hat, wie sie es sich vorgestellt hatte. Bei den Übungen mußte ich nur Kleinigkeiten korrigieren, etwa beim Rudern sitzend darauf achten, daß sie wirklich zuerst eine aufrechte Sitzhaltung einnahm, die Schultern nach hinten zog, um erst dann die Ellenbogen seitlich am Körper vorbei nach hinten zu führen.

Ich merkte schnell, daß meine Worte zu keinem konkreten Erfolg führten, weil die alte, fehlerhafte Bewegungsvorstellung einfach zu tief saß. Deshalb ließ ich sie innehalten, und wir begannen damit, die Übung wirklich Schritt für Schritt neu zu lernen. Schritt eins: Gerade sitzen, Arme gestreckt. Schritt zwei: Schultern nach hinten nehmen, Brustkorb weiten, Arme immer noch gestreckt. Schritt drei: Jetzt erst die Ellenbogen mit der Kraft der großen Rückenmuskeln eng am Körper vorbei nach hinten ziehen. Nach einigen Wiederholungen zählte Elke nur noch leise mit: »Eins, zwei, drei.« und machte ganz kleine Pausen am Ende jedes Bewegungsabschnitts.

Bei den Armübungen war ihr das Gewicht, daß ich ihr nach dem Einstufungstest errechnet und in den Trainingsplan geschrieben hatte, zu hoch. Ich korrigierte es leicht nach unten, bis sie mit korrekter Technik die vorgesehene Anzahl an Wiederholungen ausführen konnte. Im Kursbereich war es ähnlich. Elke verliebte sich spontan in den anstrengenden Fortgeschrittenen-Step-Aerobic-Kurs. Die Kontrolle mit dem Pulsmesser ergab aber, daß ihr Puls während des Kurses durchgehend über 150 Schlägen pro Minute lag, also weit über der Schwelle, die ich für sie für den optimalen Fettabbau errechnet hatte. Da ihr der Kurs aber so gut gefiel, haben wir ihn im Programm gelassen. Immerhin verbessert sie damit langfristig ihre Ausdauer, was dann wiederum eine etwas höhere Wattleistung im pulsgesteuerten Fettabbautraining gestattet. Zusätzlich zu diesem Kurs absolvierte sie mindestens zwei weitere Trainingseinheiten mit ruhigeren Kursen oder auf einem Ausdauertrainingsgerät.

Nach dem ersten Quartal hatte sich Elkes Kondition soweit verbessert, daß wir die Wattleistung für das Fettabbautraining um satte 25 Prozent höher ansetzen konnten. Sie hatte bereits zwei Kilo abgenommen, und da sie gar nicht viel Übergewicht mitgebracht hatte, konnten wir diesen Punkt für das zweite Quartal etwas zurückstellen. Elke trainiert jetzt zwei anstrengende Ausdauertrainingseinheiten, beides Power-Step-Aerobic-Kurse, die ihr immer noch viel Spaß machen, und nur noch einmal in der Woche eine Einheit auf dem stationären Fahrrad. Diese Einheit dauert dafür jetzt statt 45 Minuten schon über eine Stunde. Zusätzlich hat Elke mit dem Mountainbiken begonnen, was für sie sowohl aktive Erholung als auch zusätzliches Ausdauertraining bedeutet.

Auch beim Gewichtstraining sind wir im zweiten Quartal in die Aufbaustufe gegangen. Statt des niedrig- bis mittelintensiven Belastungsniveaus (erst 30, später 50 Prozent der maximalen Belastbarkeit) wird sie in diesem Quartal zuerst eine zweimonatige Muskelaufbauphase mit 60 bis 70 Prozent der maximalen Belastbarkeit trainieren, um dann zwei anstrengende Wochen mit einem Maximalkrafttraining mit etwa 85 Prozent der maximalen Belastbarkeit hinter sich zu bringen. Die letzten zwei Wochen des Quartals stehen dann ganz im Zeichen der aktiven Regeneration und niedriger Trainingsintensität (diesmal mit circa 40 Prozent der maximalen Belastbarkeit).

Bei jeder neuen Belastungsanpassung trainiere ich mindestens ein bis zwei Trainingseinheiten mit ihr zusammen, um die Belastung und die Ausführung der einzelnen Übungen wieder individuell zu korrigieren und zu kontrollieren. Bei gesteigerter Intensität darf schließlich nicht die Übungsausführung leiden. Außerdem bemühe ich mich, sie immer wieder neu zu motivieren und ihr hier und da einen kleinen Trick zu zeigen.

Kunden behalten

Wenn Sie Ihre Kunden nach der an Elkes Beispiel beschriebenen Methode kontinuierlich betreuen, wird es Ihnen auch nicht schwerfallen, diese Kunden solange zu behalten, bis... Ja, wie lange eigentlich? Jetzt muß ich Ihnen ein Geständnis machen. Ich mache einen schweren betriebswirtschaftlichen Fehler. Ich versuche erst gar nicht, meine Kunden bis auf alle Ewigkeit an mich zu binden und zu behalten. Im Gegenteil, meine Tätigkeit soll dazu führen, daß der Kunde nach zwei bis spätestens vier Quartalen selbst in der Lage ist, sein Training und seine Ernährung so zu steuern, wie es seinen Zielen angemessen ist. Ich führe es sogar in den ersten Gesprächen als Verkaufsargument an, daß ich es im Gegensatz zu amerikanischen Personal Trainern nicht darauf anlege, jede Trainingseinheit zusammen mit dem Kunden durchzuführen, ihm die Übungen jedesmal erneut zu erklären, ihm die Gewichte so einzustellen, wie ich es für richtig halte, und dafür einen horrenden Stundenlohn zu verlangen.

Ich habe gute Gründe für diese Strategie. Zum einen sind wir hier nicht in Kalifornien. Megareiche Filmstars oder Geschäftsleute, die Ihnen ihr Geld nur so hinterherwerfen, weil ein Personal Trainer als Prestigeobjekt gilt, sind hierzulande äußerst selten. In Deutschland haben Sie es zumeist mit Menschen zu tun, die dem Mittelstand angehören und die einen gewissen Etat für Freizeit und Fitneß zur Verfügung haben. Zum anderen kann es sehr nervenaufreibend sein, wenn Sie zu lange die gleichen Menschen betreuen.

Die meisten Kunden brauchen einen guten Trainer nach einer gewissen Zeit nicht mehr oder nur noch sporadisch, wenn sie ihre Trainingsziele ändern oder mit einer neuen Sportart anfangen wollen. Diejenigen Menschen, die langfristig auf Sie angewiesen sind, wollen oft nicht von Ihnen lernen, sondern eher "bemuttert" werden. Sie haben häufig ein Defizit im emotionalen Bereich und suchen Ihre Nähe und Ihren Zuspruch, ohne sich wirklich für die Inhalte zu interessieren, die Sie vermitteln wollen. Häufig sind auch gerade diese Kunden die schwierigen, die Sie mitten in der Nacht anrufen, weil sie sich etwas von der Seele reden müssen oder bloß mit jemandem plaudern wollen.

Erziehen Sie Ihre Kunden lieber zur Selbständigkeit. Es wird Sie selbst viel zufriedener machen, wenn Sie noch nach Jahren Anrufe erhalten, in denen alte Kunden begeistert davon schwärmen, daß die »alten« Programme, natürlich von Zeit zu Zeit selbständig neu angepaßt, immer noch funktionieren und sogar Spaß machen. Solche Kunden sind oft noch lange nach der aktiven Zusammenarbeit sehr zufrieden mit Ihnen und machen die beste Werbung für Sie.

Motivation schaffen und aufrechterhalten

Die wohl wichtigste Aufgabe neben der fachlichen Betreuung ist das Schaffen und Erhalten von Motivation. Die Reduktion von Körperfett, der Aufbau von Muskulatur, das Einüben und Festigen neuer Techniken und Fertigkeiten, sowie die Verbesserung der Ausdauerleistung sind Prozesse, die mehrere Wochen, Monate und eventuell sogar Jahre in Anspruch nehmen. In unserer schnellebigen Zeit fällt es vielen Menschen schwer, sich längere Zeit Zielen zu widmen, deren Erfüllung nicht sofort spürbar ist. Außerdem müssen Sie sich vor Augen halten, daß der Einsatz, sowohl der körperliche wie auch der psychische, nicht unerheblich ist. Schließlich könnten Ihre Kunden ihre Zeit ja auch damit verbringen, auf dem Sofa zu liegen und Fernsehen zu gucken.

Ein weitere Hürde sind die unabdingbaren Stagnationsphasen. Der menschliche Körper ist von der Natur darauf ausgelegt, ein inneres Gleichgewicht aufrecht zu halten. Alle Maßnahmen wie Ernährungsumstellungen oder Training jeglicher Art sind Angriffe auf dieses Gleichgewicht. Der Jetzt-Zustand, auf den sich der Körper eingependelt hat, soll durch äußere Einflüsse verändert werden. Bei der nächstbesten Gelegenheit versucht der Organismus wieder, sich auf die veränderte Situation (Trainingsbelastung, Ernährungsumstellung) einzustellen und sich zu stabilisieren. Es folgen dann Wochen, in denen der Körper auf die zuvor so wirksamen Programme nicht mehr zu reagieren scheint.

In diesen Phasen kommt es auf zwei Dinge an. Zum einen muß der Trainierende kontinuierlich bei der Sache bleiben, auch wenn das unmittelbare Erfolgserlebnis ausbleibt. Zum anderen muß man durch Variation der Trainingsprogramme die Reize, die man auf den Körper einwirken läßt, soweit verändern, daß erneut Anpassungserscheinungen provoziert werden. Gerade in diesen Phasen sind die meisten Menschen überfordert. Zum einen fehlt ihnen die Disziplin und der Glaube, den einmal begonnenen Weg weiterzugehen. Sie lassen sich von den ausbleibenden Erfolgen entmutigen und werfen das Handtuch. Zum anderen fehlt es ihnen häufig an Wissen und Erfahrung, um selbständig kleine Veränderungen im Sport- oder Ernährungsprogramm herbeiführen zu können und so das momentane Gleichgewicht des Körpers wieder zu stören. Ihre Aufgaben sehen also folgendermaßen aus:

Seien Sie ein Vorbild. Leben Sie selbst gesundheits- und fitneßorientiert. Achten Sie darauf, daß man Ihnen ansieht, daß Sie das leben, was Sie verkaufen wollen. Aber: Bitte übertreiben Sie nicht! Sie müssen nicht im tiefsten Winter turbogebräunt in Radlershort und Muskelshirt vor Ihren Kunden herumtanzen. Wenn Sie ruhig und dezent auftreten, unterstützt das Ihre Glaubwürdigkeit weitaus mehr.

Sorgen Sie für Abwechslung. Nichts ist ermüdender als ständige monotone Routine. Arbeiten Sie mit kurzen Perioden, in denen Sie unterschiedliche Trainingsziele und -methoden in den Vordergrund stellen. So vermeiden Sie gleichermaßen geistige Ermüdung wie auch körperliche Gewöhnung (Stagnation). Arbeiten Sie eng mit dem einzelnen Kunden zusammen, um genau feststellen zu können, in welcher geistigen und körperlichen Verfassung er oder sie sich gerade befindet. Halten Sie regelmäßigen telefonischen Kontakt, wenn Sie für zwei bis vier Wochen kein Treffen vereinbart haben. Wenn Sie aus den Worten des Kunden Anzeichen von Langeweile oder Trainingsunlust heraushören, ist es höchste Zeit für ein paar Umstellungen, ein persönliches Treffen oder ein gemeinsames Training.

Seien Sie nicht immer bierernst! Natürlich ist Training eine anstrengende Sache und natürlich braucht man für eine vernünftige Ernährung etwas mehr Disziplin, aber Sie verkaufen keinen Kurklinikaufenthalt, sondern einen Fitneß-Lebensstil! Seien Sie stets freundlich, achten Sie auf eine lockere und positive Atmosphäre und strahlen Sie Selbstvertrauen und Freude an Ihrer Arbeit aus.

Lockern Sie anstrengende Trainingseinheiten durch einen gelegentlichen Witz auf, loben Sie die Fortschritte Ihrer Kunden, vertreiben Sie ihm oder ihr die Zeit während einer Ausdauertrainingseinheit auf dem Fahrrad mit einem anregenden Gespräch.

Die Menschen, die mit Ihnen zusammenarbeiten, sind meistens selbstkritischer als solche, die überhaupt nicht trainieren. Oft fallen ihnen kleine, aber kontinuierliche Veränderungen nicht auf, weil der Unterschied von einem zum anderen Tag einfach zu klein ist. Wenn Sie einen Kunden nach ein bis vier Wochen wiedersehen, sollten Ihnen diese Unterschiede auffallen und Sie sollten sie auch erwähnen.

Stellen Sie sich genau auf den Kunden ein und seien Sie aufmerksam. Achten Sie auf Verbesserungen in Körperhaltung, Kraft- oder Ausdauerleistung, Beweglichkeit, Körperzusammensetzung, äußerer Erscheinung oder Körpergewicht. Loben Sie Ihre Kunden für ihre Fortschritte und motivieren Sie sie, weiter an ihren Schwachpunkten zu arbeiten. Sollte sich keiner der oben genannten Punkte zum Positiven verbessert haben, müssen Sie entweder Ihre Programme dringend überarbeiten oder genauer beaufsichtigen, ob sich Ihr Kunde an Ihre Vorgaben hält.

*

3. Problemfelder für den Privat-Trainer

Die Arbeit des Privat-Trainers kann eine Menge Probleme aufwerfen. Zu neu ist das Berufsbild, zu umkämpft der Kunde im Fitneßbereich, als das man sich vorstellen dürfte, man hätte eine leichte und unkomplizierte Geldquelle aufgetan. Im Arbeitsalltag ergeben sich daher noch eine Menge kleiner und individueller Probleme, aber an dieser Stelle möchte ich schon einmal auf einige grundsätzliche Schwierigkeiten aufmerksam machen und Lösungsvorschläge aufzeigen.

Kundengewinnung

Bevor Sie mit der Arbeit und dem Geld verdienen loslegen können, brauchen Sie Kunden. Woher nehmen und nicht stehlen? Diese Frage ist so wichtig, daß ich in Kapitel 4 noch einmal ganz konkret darauf eingehen werde. An dieser Stelle sei nur auf einige der möglichen Probleme bei der Kundengewinnung hingewiesen.

Wenn Sie in einem Fitneßstudio trainieren, sitzen Sie direkt an der Quelle. Wie oft haben Sie schon andere Mitglieder dabei beobachtet, daß sie eine oder mehrere Übungen falsch ausführten? Vielleicht ist Ihre eigene körperliche Entwicklung so auffällig, daß Sie schon darauf angesprochen worden sind? Eventuell trainieren Sie selber mit einer sehr korrekten Technik und spüren manchmal fragende Blicke? Am Ende hat man Sie schon gefragt:»Ich bin doch nun mindestens so oft hier wie Du. Warum sehe ich noch nicht im entferntesten so aus? Warum schaffe ich weniger Gewichte und habe eine schlechtere Kondition?«

Alle diese zwischenmenschlichen Kontakte sind ideale Gelegenheiten, um auf ein paar Mißstände im Training des anderen hinzuweisen (bitte immer sachlich, niemals überheblich), ein paar gute Tips zu geben und unauffällig auf die eigene Arbeit als Privat-Trainer hinzuweisen. Schnell entwickelt sich ein Gespräch, Sie überreichen als Abschluß Ihre Geschäftskarte und einige Tage später ruft Ihr Gesprächspartner Sie an und vereinbart einen Termin. Träumerei? Keineswegs! Bestimmt ein Viertel meiner Kundschaft habe ich auf diese Weise gewonnen. Und wenn Sie erst einmal einen neuen Kunden gewonnen haben, bringt dieser oft einen zweiten, etwa einen Trainingspartner oder Lebensgefährten, mit.

Bei der Arbeit mit Kunden im Studio werden auch andere Mitglieder auf Sie aufmerksam, weisen Sie Ihren Kunden daher frühzeitig auf die Werbemaßnahme »Kunde wirbt Kunde« hin und verteilen Sie hier und dort mal einen guten Ratschlag oder Ihre Visitenkarte. Aber Vorsicht. Genau hier beginnen auch die Probleme. Nicht in jeder Sportanlage ist man glücklich, wenn Sie sich in die Arbeit des dort angestellten Trainers einmischen, schon mal gar nicht, wenn Ihre Ratschläge und Trainingspläne nicht mit seinen übereinstimmen. Arbeiten Sie mit viel Fingerspitzengefühl! In einer Anlage, die weitestgehend ohne Trainer auskommt oder in der die Trainer ihre Arbeit offensichtlich nicht korrekt erledigt, sondern lieber Illustrierte liest oder telefoniert, werden Sie nicht unangenehm auffallen.

In Sportanlagen, die eigene Programme und Philosophien entwickeln und vertreten, können Sie sich schnell unbeliebt machen. Suchen Sie in solchen Fällen immer zuerst das Gespräch mit dem angestellten Trainer oder dem Betreiber, wenn Sie Konflikte vermeiden wollen. Beschränken Sie in solchen Studios Ihre Werbemaßnahmen auf diskrete Kontaktaufnahme mit den potentiellen Kunden oder tragen Sie einfach ein T-Shirt mit einem Slogan wie »Personal Training – Interesse? Sprechen Sie mich an!«

Wenn Sie nicht einen vermeidbaren Interessenkonflikt zwischen dem Studiotrainer und Ihnen als Privat-Trainer heraufbeschwören wollen, sollten Sie eine funktionierende Kooperation anstreben; teilen Sie sich Aufgaben wie Trainingspläne erstellen und etwa Geräteeinweisung. Untergraben Sie niemals die Autorität des Studiopersonals, wenn Sie weiter in dieser Anlage arbeiten oder auch nur selber trainieren wollen. Vermeiden Sie Provokationen. Werben Sie Ihre Kunden nicht mit Sprüchen wie: »Dieser Penner hat eh keine Ahnung. Ich kann Dir diese Dinge viel besser erklären.« Oft macht ein unbedachtes Wort schneller die Runde als man denkt, und schon ist es vorbei mit Kooperation und gegenseitigem Respekt. Trotz der Notwendigkeit von Eigenwerbung sollten Sie innerhalb der Sportanlagen, in denen Sie arbeiten oder trainieren, zurückhaltend sein. Sparen Sie sich auch hier jede Provokation. Außerhalb, etwa in einer Annonce, können Sie ruhig aggressiver werben. Wenn Sie einen neuen Kunden in das Fitneßcenter bringen, steht man Ihnen viel positiver gegenüber, als wenn Sie Unruhe in den vorhandenen Kundenstamm bringen. Wie Sie den Kunden gewonnen haben, steht dann nicht an erster Stelle.

Natürlich müssen Sie außerhalb von Sportanlagen ganz andere Anstrengungen unternehmen, um neue Kunden zu gewinnen. Bei mir hat alles mit einem privaten Kontakt angefangen. Auf einer Hochzeitsfeier lernte ich eine junge Frau kennen, die mir mit ihren beiden Kindern beim Essen gegenüber saß. Schnell kam das Gespräch auf mein Sportstudium, daß ich damals beinahe abgeschlossen hatte. Mit diesem unbeabsichtigten Hinweis auf meine Kompetenz kam der Stein ins rollen. Astrid hatte schon einmal erfolgreich an einem regionalen Triathlon teilgenommen. Durch ihre beiden Kinder hatte sie in den letzten drei Jahren wenig Zeit fürs Training gefunden. Ich ermutigte sie, doch wieder anzufangen und erläuterte ihr die Vorteile eines Crosstrainings, um schnell wieder die alte Form zu erreichen.

Nach einem angeregten Gespräch sagte ich ihr kurz bevor ich gehen mußte, daß ich sie gerne trainieren würde. Natürlich erwähnte ich auch, daß ich für meine Bemühungen eine Aufwandsentschädigung verlangen müßte. Nach ein paar Tagen rief sie an, wir trafen uns zu einem Vorgespräch, und schon war ich im Geschäft. Bald darauf schickte Astrid zwei Freundinnen zu mir, die ebenfalls eigene Trainings- und Ernährungsprogramme entwickelt haben wollten. Astrid verlängerte nach dem ersten Quartal nicht, aber ihre Freundinnen trainierten noch über ein Jahr mit mir.

Bevor ich Ihnen in Kapitel 4 ein paar Methoden schildere, wie Sie Kunden gewinnen, an dieser Stelle noch einmal eine ganz wichtige Anmerkung. Es ist immer preiswerter und leichter, einen alten Kunden zu behalten, als einen neuen zu gewinnen. Pflegen Sie deshalb Ihren Kundenstamm. Verlieren Sie Kunden nie ganz aus den Augen. Ein Anruf, eine Postkarte zum Geburtstag oder ein Kurzbrief mit einem guten Angebot wirken manchmal wahre Wunder. Wenn ein Kunde die Zusammenarbeit verlängert, sparen Sie viel Arbeit, weil Sie einige Untersuchungen und Fragebögen aus der ersten Phase nicht wiederholen müssen und weil Sie den Kunden bereits kennen. Bei einem Neukunden fangen Sie immer bei Null an.

Qualifikation

Fundiertes Wissen über so komplexe Gebiete wie Anatomie, Physiologie, Trainingslehre, Ernährungswissenschaften, Didaktik und Methodik sowie Spezialkenntnisse in den Sportarten, in denen man arbeitet, ist die Grundlage für Sicherheit und Erfolg. Sie können sich diese Kenntnisse im Selbststudium aneignen, ein Sportstudium (Diplom/Lehramt) absolvieren, diverse Trainerscheine erwerben, eine Ausbildung zum Studioleiter/Trainer (etwa bei BSA, DSSV, andere Sportverbände etc.) machen, oder einen der zahlreichen Workshops und Seminare besuchen, um sich aus- oder fortzubilden. Kenntnisse und Erfahrungen aus einer eigenen sportlichen Karriere können ebenfalls von Vorteil sein. Dieser Punkt ist mir so wichtig, daß ihm ein eigenes Kapitel gewidmet ist. Qualifikation ist sowohl wichtig, wenn Sie Kunden überzeugen möchten, ihr körperliches Wohl und ihre sportliche Karriere in Ihre Hände zu legen, als auch, wenn einmal Probleme auftreten.

Mir ist der Fall eines Privat-Trainers bekannt, der von einem sehr unerfreulichen Erlebnis berichtete. Einer seiner Kunden war offenbar mit dem Erfolg des Trainingsprogramms so unzufrieden, daß er eine Klage wegen versuchten Betrugs anstrengte und sein Geld (immerhin für ein ganzes Jahr) sowie einen Schadensersatz von dem Trainer ausbezahlt bekommen wollte. Die Anklage, die offenbar von einem neunmalklugen Anwalt zusammengeschrieben war, berief sich unter anderem auf mangelhafte Ausbildung des »sogenannten Sportlehrers«.

Dabei hat mein Bekannter nie behauptet, Sportlehrer zu sein, sondern lediglich auf seine erfolgreich abgeschlossenen Ausbildungen zum Lehrer für Fitneß und Gesundheit und zum Lehrer für Cardiofitneß, Aerobic und Gymnastik bei der BSA hingewiesen. Das Gericht wies dann die Anklage auf Betrugsversuch auch im Vorfeld als unbegründet ab. Aber auch bei Sportunfällen, die Kunden erleiden, oder anderen medizinischen Problemen steht man im Zweifelsfalle mit einer fundierten Ausbildung sowohl im akuten Fall vor Ort besser da als auch später bei eventuellen Schadensersatzforderungen. Ganz abgesehen davon ist Kompetenz und solide Arbeit der Grundbaustein, um Kunden zu behalten. Nur wenn der Kunde das Gefühl hat, daß man sich wirklich individuell und umfassend um ihn kümmert, bleibt er für eine weitere Zusammenarbeit motiviert. Außerdem ist es sowohl betriebswirtschaftlich als auch menschlich unverantwortlich, bei diesen gesundheitsrelevanten Dingen wie Sport und Ernährung nach dem Prinzip von Versuch und Irrtum vorzugehen.

Zusammenarbeit mit Trainingsstätten

Weitere Reibungspunkte können sich mit den Trainingsstätten ergeben. Sicher gibt es Kunden, die über eigene Trainingsräume verfügen oder mit einfachem Gerät Zuhause trainieren möchten. Für viele Kunden hingegen, die ein progressives Gewichtstraining in ihren Trainingsplan aufnehmen möchten, wird der Besuch eines Fitneßstudios unausweichlich sein. Unterscheiden wir an dieser Stelle zuerst einmal reine Fitneßstudios mit und ohne Trainer; auf Multifunktionsanlagen mit anderen Sportangeboten komme ich später noch einmal zurück.

In vielen Städten gibt es Fitneßstudios oder Geräteräume, in denen kein eigener Trainer eingesetzt wird. Diese Räume findet man in Schwimmbädern, Fußballstadien, Universitätssportanlagen, bei Vereinen oder auch als kommerzielles Angebot. In diesen Bereichen werden Sie keine Schwierigkeiten haben, wenn Sie mit Ihrem Kunden zusammen trainieren oder ihn beim Training anweisen und korrigieren. Im Gegenteil, schon häufig habe ich auf diesem Weg neue Kunden gewonnen, die meine Arbeit beobachtet hatten und interessiert waren. In allen Anlagen, die einen oder mehrere eigene Trainer beschäftigen, sind Sie auf die Zusammenarbeit mit diesen Trainern angewiesen.

In manchen kommerziellen Fitneßstudios geht das problemlos, etwa weil die Trainer ohnehin ausgelastet sind und für eine Arbeitserleichterung dankbar sind. Aber auch in diesen Fällen ist eine enge Zusammenarbeit wünschenswert, weil es den Kunden verunsichert, wenn zwei oder mehrere Trainer ständig widersprüchliche Aussagen zu den gleichen Themen machen. Eine sinnvolle Lösung sieht so aus, daß der Privat-Trainer die Trainingsprogramme schreibt und erläutert, der Trainer vor Ort im

Zweifelsfall Übungen, Alternativübungen oder die Funktionsweise der Trainingsgeräte erklärt. Im manchen Studios wird aber gerade bei den Trainingsprogrammen strikt darauf geachtet, daß alle mit dem gleichen Programm oder System arbeiten.

In einer meiner Rückenschulstunden kam eines Tages eine hochmotivierte, aber stark wirbelsäulengeschädigte junge Frau namens Marlies zu mir. Nachdem sie mir erzählt hatte, daß ihr mein Rückenschulprogramm schon sehr geholfen hat, zeigte sie mir ihren Trainingsplan. Ob sie wirklich alle Übungen dieses Programms bedenkenlos trainieren könnte, und ob dieses Training eine sinnvolle Ergänzung zur Rückenschule sei, wollte Marlies wissen. Ich nahm mir ein paar Minuten Zeit und studierte den Trainingsplan. In diesem Studio wurde das Nautilus-Trainingssystem so grundlegend falsch verstanden, daß mit geradezu religiösem Eifer darauf geachtet wurde, daß grundsätzlich alle Personen jede Übung mit nur einem Satz ausführten. Aufwärmsätze wurden als unnötig angesehen, weil die Belastung mit etwa 60 Prozent der Maximalkraft nicht übermäßig hoch angesetzt war. Einen zweiten und dritten Satz verbot man, weil man sich in jedem Falle von einem Bodybuildingstudio und den dort vorherrschenden Trainingsmethoden unterscheiden wollte. Bitte verstehen Sie mich nicht falsch, ich halte selber sehr viel vom Ein-Satz-Training, aber auch dieses muß immer individuell angepaßt sein.

Zurück zu meinem Beispiel. Marlies hatte schon beim Probetraining mehr als die Hälfte der Übungen ablehnen müssen, entweder, weil ihr Rücken bei der Übung schmerzte, oder weil ihr Arzt und ihr Orthopäde ihr genau diese Bewegungen untersagt hatten. Beim Aufstellen des Trainingsplans hatte nun Markus, ein Sportstudent und Trainer in besagtem Studio, ein Problem.»Da bleiben ja kaum noch Übungen über. Was mache ich denn jetzt?« Markus entschloß sich, auf alle Streichungen der Kundin einzugehen. Übrig blieben sieben Übungen, darunter Oberkörperdrehen sitzend am Gerät und die Beinpresse sitzend. Beim Beinpressen hatte Marlies schon beim ersten Versuch Schmerzen im Rücken. Markus war überfordert.»Diese Übung ist aber total wichtig, weil sie die gesamten Beine und den Po trainiert.« Soweit richtig. Aber dann.»Außerdem kann gar nichts schiefgehen. Wir haben extra diese Beinpress-Maschine hier, damit die Leute ohne Gefahr für den Rücken die Beine trainieren können. Kniebeugen mit einer Hantel auf der Schulter machen wir hier deshalb nicht.« So hat es die Studioleitung im Seminar gesagt, und ganz falsch ist es nicht. Wenn ich aber jemanden mit bekannten Rückenproblemen habe, kann ich nicht davon ausgehen, daß Beinpressen auch für diese Person gefahrlos ist. Marlies trainierte nun immer ihre sieben Übungen. Meistens direkt nach der Rückenschule. Beim Beinpressen biß sie die Zähne aufeinander. Das Training dauerte etwa 15 bis maximal 20 Minuten, bei langsamer und sorgfältiger Ausführung der Übungen. Marlies klagte: »Für dreimal 20 Minuten plus eine Stunde Rückenschule in der Woche zahle ich über DM 100,- im Monat. Außerdem habe ich das Gefühl, mich gar nicht zu verbessern.«

Zuerst einmal strich ich die beiden Übungen Oberkörperdrehen sitzend am Gerät und Beinpresse sitzend aus dem Programm. Die Beinpresse ersetzte ich durch Kniebeugen ohne Zusatzgewicht, wobei ich Marlies anhielt, mit den Händen Halt an der Sprossenwand zu suchen, den Rücken unbedingt gerade zu halten und das Gesäß bei der Bewegung hinter den Fersen zu halten. Außerdem durfte sie die Knie nicht mehr als 90 Grad Kniewinkel beugen (Sitzhaltung). In dieser unteren Position sollte sie zuerst die Becken- und Gesäßmuskulatur stark anspannen, um die Aufwärtsbewegung einzuleiten, und anschließend die Oberschenkel anspannen, bis die Beine wieder fast gestreckt sind. Die gesamte Übung wird sehr langsam und konzentriert ausgeführt.

Außerdem konnte ich ihr für fast alle Übungen, die sie zuerst hatte streichen müssen, Alternativübungen zeigen, wie etwa schräge Crunches anstelle von Oberkörperdrehen sitzend am Gerät oder Butterfly revers für den oberen Rücken. Ich sagte ihr auch, daß sie ruhig von diesen Übungen zuerst einen leichten Aufwärmsatz machen könnte, sicherheitshalber, und von den für ihren Rücken wichtigen Übungen, wie etwa Crunches oder Oberkörper aufrichten aus der Bauchlage einen zweiten oder gar dritten Satz trainieren sollte. Marlies war hochmotiviert und von dem Nutzen des Trainings überzeugt. Leider wurde sie dann während der nächsten Trainingseinheiten von mehreren Trainern und dem Studiobetreiber zuerst gebeten, sich an ihren Plan zu halten, anschließend sogar darauf hingewiesen, daß ihr Mitgliedsvertrag eine Klausel enthält, der dies ausdrücklich verlangt. Sie würde sonst andere Kunden animieren, in wildes und unkontrolliertes »Bodybuilding-Training« zu verfallen. Marlies versuchte erfolglos, ihre Gründe zu erklären und wechselte schließlich das Studio. In solchen Fällen mangelt es sicher an den notwendigen Absprachen zwischen Privat-Trainer und Studiotrainer oder Studioleitung. Mittlerweile suche ich Anlagen, die ich meinen Kunden empfehle, sorgfältiger aus, um nicht erneut mit derart restriktivem Verhalten konfrontiert zu werden.

In Multifunktionsanlagen mit zusätzlichen Sportangeboten habe ich viele positive Erfahrungen gemacht. Nicht nur, daß ich hier meinen Kunden ein wesentlich breiteres Spektrum an Möglichkeiten bieten kann, nein, man begrüßt auch, das ich neue Kunden ins Haus bringe und mich um diese kümmere. Wenn man vorsichtig auf Trainer und Studioleitung zugeht, findet man meistens nach anfänglicher Skepsis ein offenes Ohr. Häufig brauche ich selber in diesen Anlagen für die Inanspruchnahme von Badminton, Gewichtstraining, Sauna oder ähnlichem nichts oder nur wenig zu bezahlen.

Tips für die Zusammenarbeit mit einem Fitneßcenter

- Sie bringen neue Kunden mit in die Anlage. Darüber freut sich normalerweise jedes Fitneßcenter.
- Sie nehmen den oft überlasteten Trainern Arbeit ab, die den Anlagebetreiber nichts kostet. Übertreiben Sie aber nicht; spielen Sie die Kollegen nie an die Wand, sondern vereinbaren Sie eine klare Arbeitsteilung.
- Bedenken Sie bitte immer, daß Sie »nur« Gast sind. Richten Sie sich nach den Weisungen des Personals und untergraben Sie nicht dessen Autorität. Vermeiden Sie es, Konflikte vor Kunden auszutragen.
- Statten Sie den Fitneßcentern, in denen Sie arbeiten wollen, immer vorher einen Besuch ab. Überprüfen Sie diese auf Qualität, Eignung für Ihre Zwecke und Möglichkeiten der Zusammenarbeit.
- Sprechen Sie immer mit dem Betreiber der Anlage, bevor Sie mit Ihren Kunden dort erscheinen. Niemand läßt sich gerne vor vollendete Tatsachen stellen.
- Sperren Sie sich nicht, wenn man Sie im Gegenzug für die gezeigte Großzügigkeit hier und da um einen Rat oder einen Gefallen bittet, etwa eine dringende Krankheitsvertretung für eine Kursstunde oder

ähnliches (eventuell gegen die Bezahlung, die der erkrankte Trainer auch erhalten hätte, auch wenn dieser Satz unter Ihrem normalen Stundensatz liegt.) Menschen, die nicht nur nehmen, sondern auch geben, öffnet sich so manche Türe.

· Finden Sie sich damit ab, daß einige Trainingsstätten trotz aller höflich vorgetragenen Bitten und Argumente nicht bereit sind, einen Privat-Trainer zu akzeptieren. Suchen Sie in diesem Fall nach anderen Trainingsmöglichkeiten.

Motivationserhalt beim Kunden

Ich habe diesen Punkt in Kapitel 2 schon einmal angesprochen. An dieser Stelle möcht ich konkret auf einige Instrumente eingehen, die Ihnen zum Motivationserhalt zur Verfügung stehen. Der wohl wichtigste Punkt ist der ständige Kontakt zum Kunden. Auch wenn mein System nicht vorsieht, daß Sie den Kunden zu jeder einzelnen Trainingseinheit begleiten, empfehle ich trotzdem, daß Sie bei jedem Kunden zumindest telefonisch regelmäßig nachfragen. Besser sind natürlich regelmäßige Treffen mit dem Kunden.

Wenn Sie mehrere Kunden innerhalb einer Anlage betreuen, hält sich der organisatorische Aufwand dafür in Grenzen. Sie betreuen einen Kunden intensiv, etwa beim Test oder beim Training, und nehmen sich vorher oder nachher ein paar Minuten Zeit, um mit den anderen Kunden kurz das Wichtigste zu besprechen. Fragen Sie immer nach eventuellen Problemen, Unklarheiten bei Übungsausführungen oder Widerstandswahl, nach der Freude am Training, und nach dem subjektiven Gefühl bezüglich der Fortschritte. Kleine Probleme oder Unklarheiten können Sie sofort vor Ort klären, bei größeren vereinbaren Sie einen neuen Termin, an dem Sie sich intensiv mit dem entsprechenden Kunden beschäftigen.

Geben Sie dem Kunden immer das Gefühl, daß Sie für ihn da sind, daß Sie sich um ihn kümmern und das Sie über seine Eckdaten und individuellen Probleme informiert sind. Das alles erfordert ein wenig Hintergrundarbeit, eine Art Hausaufgabe, die sich mehr rentiert als alle Investitionen in hochwertige Ausstattung oder exklusive Räumlichkeiten. Überzeugen Sie durch Qualität, Kompetenz und Persönlichkeit. Dazu gehört natürlich auch, daß Sie an Ehrentage denken, wie etwa den Geburtstag des Kunden (das Datum steht in Ihrem Kundenstammblatt, machen Sie sich eine Geburtstagsliste für Ihren Kalender) und mit einem Glückwunsch oder einer kleinen Aufmerksamkeit Anteilnahme zeigen.

Zu meinem Privat-Trainer-Programm gehören Fotos unbedingt dazu, es sei denn, der Kunde oder die Kundin möchte auf keinen Fall fotografiert werden. In Kapitel 6 können Sie alles über das »Wie und Warum« der Fotos nachlesen. Diese Vorher-Nachher-Bilder mache ich aus zwei Gründen. Einerseits brauche ich einen objektiven Beleg für meine erfolgreiche Arbeit. Ich habe zuvor schon kurz darauf hingewiesen, daß viele Kunden sehr selbstkritisch sind und darüber hinaus fast niemand in der Lage ist, die fast unmerklich kleinen, täglichen Veränderungen am eigenen Körper festzustellen. Wenn ich dagegen Fotos vorliegen habe, zwischen denen drei oder gar sechs Monate liegen, merke ich immer wieder, daß die Leute fast ungläubig auf die sichtbaren Unterschiede reagieren. Der Abschlußtest von Irmgard ist ein gutes Beispiel. »Was, das soll ich sein?« fragte sie mit ehrlichem Erstaunen, als ich sie am Ende des zweiten Quartals alle drei Bildersätze miteinander vergleichen ließ. »Ich habe zwar gemerkt, daß sich etwas geändert hat, ich bin jetzt viel fitter, trage eine Kleidergröße kleiner, und drei Kilo leichter bin ich auch, aber diesen gewaltigen Unterschied kann ich mir gar nicht erklären. So dick soll mein Po mal gewesen sein...?«

Irmgard hatte sich Woche für Woche kontinuierlich verändert. Sie hatte Unterhautfettgewebe verloren, besonders an Po, Hüften, Oberschenkeln und Oberarmen, Muskeln gestrafft und aufgebaut, überwiegend an den Waden, Oberschenkeln, Brust, Rücken, Schultern und Armen. Ihre Haltung hatte sich drastisch verändert, weil sie neben viel Bauchmuskeltraining auf mein Anraten hin auch an einem Rückenschulkurs teilnahm. Anfangs hatte sie ein starkes Hohlkreuz und einen Rundrücken mit nach vorne hängenden Schultern, was sie zum einen kleiner erscheinen ließ, zum anderen für eine vorgewölbte Bauchpartie und einen eingefallenen Brustkorb mit hängenden Brüsten sorgte. All diese Mißstände waren mittlerweile korrigiert oder behoben. Nun hatte sich Irmgard aber Woche für Woche an die kleinen Veränderungen ihres Körpers gewöhnt und diese akzeptiert, die Erinnerung des vorherigen Zustandes war jeweils von dem neuen Eindruck überschrieben worden. Subjektiv verglich sie ihren jetzigen Zustand vielleicht mit dem von vor drei bis vier Wochen, an den von vor sechs Monaten konnte sie sich ohne die ersten Fotos aber gar nicht mehr exakt erinnern.

Durch diese Fotos fand sie meine bestätigenden und ermunternden Worte, denen sie vor allem in immer wieder aufkeimenden Phasen des Selbstzweifels nicht mehr ganz geglaubt hatte, bewiesen. Dieser objektive und nachvollziehbare Beweis motivierte sie so, daß sie sich mit neuem Eifer in das dritte Quartal stürzte, nachdem sie ihre Trainingsziele und damit ihre persönliche Meßlatte selbstbewußt eine ganze Ecke nach oben verschoben hat. Ich hatte ihr schon im ersten Quartal eines meiner »Fettabbau«-Bücher mitgegeben, das sie auch sorgfältig gelesen hat. Nachdem im zweiten Quartal ein »Fettbuch« Teil ihres Privat-Trainings-Paketes war, damit sie die in »Fettabbau« geschilderten Zusammenhänge leichter praktisch umsetzen konnte, habe ich ihr für das dritte Quartal Steve Holmans »Home Gym Handbuch« mitgegeben. Im Ernährungsbereich hat Irmgard sich schon umgestellt, jetzt möchte ich sie auch im Trainingsbereich auf eigene Beine stellen. Mit diesem Vorgehen habe ich gute Erfahrungen gemacht.

Wolfgang beispielsweise wurde von mir ganz ähnlich betreut. Er war nur zwei Quartale mein fester Kunde, danach hatte er soviel über Trainingssteuerung und Ernährung dazugelernt, daß er nicht mehr konstant auf meine Hilfe und Betreuung angewiesen war. Er verstand die Prinzipien der wechselnden Belastung und der Periodisierung sehr schnell und begann schon am Ende des zweiten Quartals damit, seine Trainingspläne selbständig leicht abzuändern, wenn er auf bestimmte Ziele hinarbeitete oder die Vorgaben individuell angepaßt werden mußten. Anfangs rief er mich in solchen Fällen immer an, später sprachen wir die Änderungen nur noch bei gelegentlichen Treffen ab.

Wenn Sie aber nun glauben, daß ich mir mit dieser Methode des Hinarbeitens auf die Selbständigkeit des Kunden doch nur ins eigene Fleisch schneide, muß ich Sie enttäuschen. Wolfgang ist zwar kein aktiver Teilnehmer an meinem Privat-Trainer-Programm mehr, aber zum einen bezieht er weiterhin einen Teil seiner Nahrungsergänzungen wie Vitamine oder Eiweiß- und Kohlenhydratmischungen über mich, zum anderen hat er mir soviel Publicity gebracht, daß ich noch heute, etwa ein Jahr später, immer wieder neue Kunden aus seinem Bekanntenkreis begrüßen darf. Er selbst ist durch das Programm und die erlernte Selbständigkeit in der Trainings- und Ernährungsgestaltung so motiviert, daß er längst weit über die Ziele hinaus ist, die wir damals gemeinsam festgelegt haben. Und er trainiert immer noch weiter.

Medizinische Probleme

Ein ganz wichtiger Punkt, den Sie unbedingt abklären müssen, bevor Sie als Privat-Trainer tiefschürfende Änderungen im Bewegungs- und Ernährungsverhalten Ihrer Kundschaft einleiten, ist die körperliche Verfassung des Kunden. Sie sollten sich neben dem in Kapitel 7 abgebildeten Anamnese-Bogen sicherheitshalber immer eine Haftungsausschlußerklärung unterschreiben lassen! Aus der Haftungsausschlußerklärung sollte immer hervorgehen, daß der Kunde sich für körperlich gesund hält, sich verpflichtet, den Anamnese-Bogen nach bestem Wissen wahrheitsgemäß auszufüllen und auch andere medizinische Probleme offen zu erklären. Darüber hinaus müssen Sie sich von Ihrem Kunden bescheinigen lassen, daß er das Training und eventuelle Ernährungsveränderungen freiwillig und auf eigene Verantwortung durchführt und Sie über plötzliche Befindlichkeitveränderungen wie Übelkeit, Schwindel, Schmerz, Herzrasen oder ähnliches sofort unterrichten wird.

Hier noch einige Praxistips für medizinische Probleme: Rückenprobleme umfassen ein weites Feld von Schädigungen und Verschleißerscheinungen. Etwa 80 Prozent aller Rückenprobleme werden durch eine falsche Haltung, gefährliche Bewegungen im Alltag, Übergewicht oder Streß hervorgerufen. Mit einem gezielten Dehnungs- und Kräftigungsprogramm und/oder einer Gewichtsreduktion sowie Maßnahmen zum Streßabbau kann man diesen Problemen wirksam begegnen. Die restlichen 20 Prozent sind hingegen schwere Schädigungen wie Verwachsungen, Brüche, Bandscheibenschäden oder schwerer Verschleiß der Wirbelsäule. Seien Sie sehr vorsichtig und schicken Sie im Zweifelsfalle Ihren Kunden immer zu einer Untersuchung beim Arzt oder Orthopäden.

Viele Probleme, etwa Kribbeln und Taubheitsgefühl in Händen oder Armen, Verspannungen in der Nacken- oder Schultermuskulatur oder Schmerzen im Lendenwirbelbereich sind auf »ausgerenkte« Wirbel zu-

Muster einer Haftungsausschlußerklärung

Haftungsausschlußerklärung

Hiermit erkläre ich, daß ich das Trainings- und Ernährungsprogramm von Frau/Herrn ....
freiwillig und auf eigene Verantwortung aufnehme und durchführe. Ich fühle mich körperlich und geistig gesund und verpflichte mich, sowohl den Fragebogen nach meinem Gesundheitszustand wahrheitsgemäß und vollständig auszufüllen wie auch über alle mir bekannten Krankheiten selbständig Auskunft zu erteilen.
Bei plötzlichen Befindlichkeitveränderungen wie Übelkeit, Schwindel, Schmerz, Herzrasen oder ähnlichem werde ich sofort den Trainer unterrichten und gegebenenfalls das Training abbrechen.

....
Ort, Datum   Unterschrift

---

rückzuführen. Ein Chiropraktiker (viele Orthopäden, aber auch viele Heilpraktiker sind zusätzlich Chiropraktiker) kann den oder die betroffenen Wirbel wieder »einrenken«. Viele meiner Kunden wurden jahrelang mit Spritzen und schweren Schmerzmitteln behandelt, obwohl ein paar Besuche beim Chiropraktiker das Problem endgültig behoben hätten. Sport war für diese Kunden vorher fast unmöglich, brachte aber nach der erfolgreichen Behandlung eine Stabilisierung des Bewegungsapparates, die ein erneutes »ausrenken« verhinderte.

Wenn Sie Kunden haben, die regelmäßig oder zeitweise Medikamente nehmen, sollten Sie sich über Wirkung und Nebenwirkungen dieser Medikamente informieren und den Kunden im Zweifelsfall vom behandelnden Arzt auf Sporttauglichkeit hin untersuchen lassen. Als ich neulich eine Gruppe von Ärzten auf dem Fahrradergometer testete, wollte bei einem Herrn der Puls trotz steigender Belastung nicht über 120 Schläge pro Minute gehen. Auf gezieltes Nachfragen gab der Mann an, er habe vergessen darauf hinzuweisen, daß er Betablocker nehme. Betablocker halten die Herzfrequenz künstlich niedrig. Sie werden nicht nur bei Herzpatienten verwendet, sondern etwa auch in der Migränebehandlung. Ein PWC (Physical Working Capacity) Test, der bis zu einerHerzfrequenz von 130, 150 oder 170 Schlägen pro Minute oder als Maximaltest gefahren wird, verbietet sich in diesem Falle von selbst.

Betreuen Sie einen Diabetiker, müssen Sie ein paar Dinge über diese-Krankheit wissen. Diabetes, auch Zuckerkrankheit genannt, ist ein Störung im Energiestoffwechsel. Meistens ist die Bauchspeicheldrüse in Mitleidenschaft gezogen. Sie schüttet dann Insulin unregelmäßig oder gar nicht aus. Der Erkrankte muß regelmäßig seinen Blutzucker messen und ihn über kontrollierte Gaben von Kohlenhydraten oder Insulin regeln. Bei Diabetikern können zwei gefährliche Zustände auftreten, daß diabetische Koma oder der Insulinschock. Ist der Diabetiker noch bei Bewußtsein, kann er in aller Regel Auskunft über das Problem geben. Ist er bewußtlos, müssen Sie Erkundigungen über seine Ernährung einholen. Wenn der Bewußtlose kürzlich gegessen hat, aber kein Insulin genommen hat, leidet er aller Wahrscheinlichkeit nach an einem diabetischen Koma. Der Körper kann dann die Kohlenhydrate nicht ordnungsgemäß verarbeiten.

Hat der Diabetiker Insulin gespritzt, aber nicht gegessen (und vielleicht statt dessen trainiert = Kohlenhydrate verbraucht), leidet er vermutlich an einem Insulinschock. Ihm fehlen dann Kohlenhydrate. Bei einem nicht behandelten Insulinschock kann es schnell zu schweren Hirnschäden oder zum Tod kommen. Wenn Sie sich nicht sicher sind, um welches Problem es sich handelt, geben Sie dem Diabetiker Zucker. Im Falle eines Insulinschocks sollte der Betroffene sich schon nach 2–3 Minuten erholen. Ein diabetisches Koma ist bei weitem nicht so gefährlich, und Sie können den Zustand mit der Gabe von Zucker nicht wesentlich verschlimmern. In beiden Fällen ist eine sofortige Weiterbehandlung durch einen Arzt oder ein Krankenhaus notwendig.

Schwangerschaft ist weder eine Krankheit noch eine Körperbehinderung. Zahlreiche meiner Kundinnen trainieren trotz, oder besser gesagt gerade wegen ihrer Schwangerschaft weiter. Sie vermeiden so Konditionsverluste und Figurprobleme nach der Geburt. Viele berichten mir, daß die

Geburten im Vergleich zu einer vorangegangenen (als sie während der Schwangerschaft nicht trainierten) leichter fallen. Schwangere Frauen haben ein gutes Körpergefühl und sind meistens von selbst vorsichtig. Ihre Aufgabe als Trainer ist es, darauf zu achten, daß die Schwangere während der ersten drei Monate (später möglichst auch nicht – macht aber auch keine Schwangere) Sprünge, Hüpfen (etwa bei High Impact Aerobic oder Step) und/oder starke körperliche Belastung (Kniebeugen, Beinpressen, Bankdrücken, extremes Ausdauertraining usw.) vermeidet. In dieser Zeit ist die Gefahr eines Abganges der Frucht relativ hoch.

Im weiteren Verlauf der Schwangerschaft sollte die Intensität des Trainings immer weiter gesenkt werden und etwaige Kraft- oder Kraftausdauerbelastungen langsam in aerobes Ausdauertraining umgestellt werden. Achten Sie darauf, daß die Schwangere ausreichend Mineralstoffe und Vitamine (keine Überdosen!) zu sich nimmt, sowie genug ißt. Sieben bis zehn Kilo Gewichtszunahme werden für eine Frau mit durchschnittlicher Körpergröße als normal angesehen. Die Monate nach der Geburt bieten eine ideale hormonelle Ausgangssituation für einen gesteigerten Fettverbrauch. Nutzen Sie diese Zeit für langandauerndes aerobes Training. Außerdem steigern Sie so die Herz/Kreislauf-Belastbarkeit wieder und bereiten ein Kraftausdauer- oder Krafttraining vor.

Bei zu hohem oder niedrigem Blutdruck kann es im Training zu Schwindel, Kopfschmerzen, Übelkeit oder Herzrasen kommen. Während niedriger Blutdruck im allgemeinen ungefährlich ist und sich gemeinhin durch sportliches Training dem Normalmaß annähert, kann sportliche Belastung bei Bluthochdruck lebensgefährlich sein. Nehmen Sie Kontakt mit dem behandelnden Arzt auf oder schicken Sie den Kunden zu einer Sporttauglichkeitsuntersuchung. Verstehen Sie mich nicht falsch, richtig dosierter Sport hilft dem Bluthochdruckpatienten bei der Behandlung seiner Krankheit, aber wegen des Risikos der Überbelastung ist eine ärztliche Kontrolle angezeigt.

Schilddrüsenüber- oder unterfunktion ist nicht weiter gefährlich, kann sich aber erheblich auf die Resultate des Trainings und der Ernährungsprogramme auswirken. Wenn Muskelaufbau oder Fettreduktion nicht erwartungsgemäß funktionieren, sollten Sie nach Ausschluß anderer Faktoren (heimliches Hungern/Naschen, Trainingsübereifer oder Trainingsmüdigkeit) den Arzt hinzuziehen. Übermäßiger Nikotin- oder Alkoholkonsum steht im direkten Gegensatz zu einer gesunden und sportlichen Lebensweise. Viele Menschen wissen das bereits, kommen aber nicht von ihren Gewohnheiten und Abhängigkeiten los. Nerven Sie nicht, sondern bieten Sie Ihre Hilfe an. Entweder leiten Sie selbst Entwöhnungskurse oder verweisen Sie an Krankenkassen, Ärzte, Heilpraktiker und Selbsthilfegruppen. Oftmals fällt den Betroffenen mit Aufnahme einer neuen und von Sport und gesunder Ernährung geprägten Lebensweise der Ausstieg aus den alten Gewohnheiten leichter. Unterstützen Sie diese Menschen nach Kräften, aber lassen Sie den erhobenen Zeigefinger weg.

Viele Behinderungen sind eher ein Grund, Sport zu treiben, als das sie dagegen sprächen. Viele Körperbehinderte sind hochmotiviert. Schulen Sie Ihre Sensibilität und arbeiten Sie sich in die Probleme und Einschränkungen des Betroffenen hinein. Gerade Menschen mit eingeschränkter Mobilität können mit Ihrer Hilfe enorm viel Lebensqualität dazugewinnen. Wenden Sie sich bei Fragen und Problemen an örtliche Behindertensportvereine oder an den Bundesverband für Behindertensport.

Abrechnung der Leistungen

Egal, welche Abrechnungsmodalitäten Sie auch wählen, Sie sollten sich, außer bei wirklich guten Kunden, immer im voraus bezahlen lassen. Wählen Sie überschaubare Zeiträume. Wenn Sie dem in diesem Buch erläuterten Programm folgen, bieten sich Zeiträume von drei Monaten geradezu an. Diese Zeit ist lang genug, um erste Veränderungen beim Kunden hervorzurufen, aber auch kurz genug, um die persönliche Beziehung zwischen Trainer und Kunden nicht überzustrapazieren. Für jemanden mit sportlichen Vorkenntnissen reicht dieser Zeitraum aus, um den Wiedereinstieg zu schaffen. Neulinge können sich ein eingehendes Bild von den Möglichkeiten machen, die Ihre Programme und der Sport an sich für sie bereithalten. Menschen mit weniger Geld können Ihr Angebot nutzen und sich ausreichend Kenntnisse aneignen, um die nächsten drei bis zwölf Monate selbständig weiter zu trainieren. Warum halte ich Vorauszahlung für so wichtig? Ganz einfach, aus den gleichen Gründen, aus denen Fitneßstudios Verträge über halbe und ganze Jahre oder länger anbieten:

- Die Absprungquote ist in den ersten Tagen und Wochen am größten. Unsicherheit, die fremde Umgebung, fremde Menschen, ungewohnte und anstrengende körperliche Betätigung, Muskelkater, Probleme bei der Zeiteinteilung, mangelnde Disziplin – es gibt tausend Gründe, schnell wieder auszusteigen.
- Die Erfolge Ihrer Maßnahmen werden erst nach einigen Wochen sichtbar und meßbar. Leider machen sich bei vielen Menschen schon vorher Frustration und Resignation breit – die erhofften Ziele scheinen noch so weit entfernt, und trotz vergleichbar hohem Einsatz bewegt sich noch gar nichts. Mangelndes Vertrauen in die eigenen Leistungsfähigkeit und Disziplin und in die Fähigkeiten von Trainern und Anlagen führen an diesem Punkt schnell zum Abbruch.

Aus genau diesen Gründen kann ich Ihnen von Ratenzahlungen nur abraten! Die einzigen Kunden, die mir jemals abgesprungen sind, waren diejenigen, denen ich mit einer Ratenzahlung entgegenkommen wollte. Es lief immer nach dem gleichen Schema ab. Susanne war so ein Kandidat. Selber Trainerin in einem Fitneßcenter, war sie trotzdem mit ihrer Figur nicht ganz zufrieden. Sie hatte ein paar konkrete Probleme, die sie bisher nicht in den Griff bekommen hatte. Obwohl sie sechs Stunden Aerobic und Step in der Woche gab und dazu noch einige Stunden mit Gewichten trainierte, hatte sie einen leicht erhöhten Unterhautfettanteil, den sie einfach nicht los wurde. Wir sprachen lange darüber, ich gab ihr einige (unentgeltliche) Tips, und ein paar Tage später wollte sie mein Programm kennenlernen.

Da ich wußte, wie wenig sie mit den paar Stunden Aerobic im Fitneßcenter verdiente, ließ ich mich auf eine monatliche Ratenzahlung ein. Die erste Rate bekam ich wenige Tage später, pünktlich nach dem großen Einstiegs-Check-up. Ich arbeitete Trainingspläne für sie aus und wertete ihre Ernährungsprotokolle aus. Eine Menge Arbeit, die naturgemäß immer am Anfang einer Zusammenarbeit steht und die sich erst im Laufe der Zeit bezahlt macht. Susanne trainierte dann auch nach meinem Programm, und schnell meinte ich erste positive Veränderungen bei ihr feststellen zu können. Kein Wunder bei ihrer Kondition, da hatte wirklich nur noch das richtige Programm gefehlt. Sie selber war nicht ganz so überzeugt. Sie hatte von Natur aus eine kritische Einstellung sich selbst gegenüber, und das neue, mäßig intensive aerobe Ausdauertraining, daß einen großen Teil ihres Trainings ausmachte, war ihr gefühlsmäßig nicht anstrengend genug. Sie war es gewohnt, sich mehr zu verausgaben, ja, regelrecht zu erschöpfen. Bei den Vorgesprächen hatte sie auch eingesehen, daß dieses intensive Training sie mehr auslaugte, anstatt wirklich Unterhautfettgewebe zu verstoffwechseln.

Nun, in der täglichen Praxis, ging es ihr nicht schnell genug, und ihr fehlte das Gefühl, sich wirklich bis an die eigenen Grenzen eingesetzt zu haben. Die guten Vorsätze waren schnell über den Haufen geworfen, ich sah Susanne immer seltener, nach sechs Wochen hörte ich überhaupt nichts mehr von ihr. Die zweite Rate, die vereinbarungsgemäß nach vier Wochen fällig gewesen war, habe ich nie gesehen, von der dritten ganz zu schweigen. Auf Anrufe oder Briefe reagierte Susanne nicht, und als ich keine Lust mehr hatte, mit dem Anrufbeantworter zu kommunizieren, schickte ich ihr ihre Unterlagen. Die viele Arbeit, die ich mir gemacht hatte, war mit der ersten Rate schlecht bezahlt, aber wenigstens hatte ich mir diese im voraus zahlen lassen, sonst hätte ich mit den Fotos, den Vordrukken, Ausdrucken und den Arbeitsstunden noch draufgezahlt.

Versteuern des Einkommens

Grundsätzlich sollten Sie immer im Hinterkopf behalten, daß Ihr Einkommen als Privat-Trainer einkommensteuerpflichtig ist. Sobald Sie hauptberuflich als Privat-Trainer arbeiten, müssen Sie entweder ein Gewerbe anmelden oder sich als Freiberufler anmelden. Wenn Sie bereits eine andere Festanstellung haben, etwa in einem Fitneßcenter oder als Lehrer, müssen Sie Ihre Einkünfte aus der Privat-Trainer-Tätigkeit als Nebeneinkommen versteuern. Bitte vergessen Sie diese Steuerpflicht nicht! In dem Moment, in dem Sie Rechnungen ausstellen, als Vermittler tätig werden oder Waren offiziell als Wiederverkäufer einkaufen, bewegen Sie sich im Einzugsbereich der Steuerfahndung.

Es würde den Rahmen diese Buches bei weitem sprengen, zu versuchen, Ihnen alle Anmeldeverfahren, Steuergesetze und Betriebswirtschaftsgeheimnisse zu schildern. Suchen Sie für diesen Bereich kompetente Beratungen auf. Hilfestellungen bei Existenzgründungen bieten unter anderem die örtlichen Industrie- und Handelskammern (IHK). Dort können Sie in Seminaren das Wichtigste über privates Unternehmertum lernen. Es gibt auch viele kommerzielle Beratungsinstitute wie etwa das Rationalisierungskuratorium der Deutschen Wirtschaft (siehe auch Anhang 5). Viele dieser Unternehmensberatungen haben regionale Niederlassungen. Sie bieten ihre Beratung gegen eine Gebühr an, darüber hinaus können sie häufig auch mit der Vermittlung von Kooperationen und Firmenkontakten dienen. Prüfen Sie aber in jeden Fall vorher das Preis-Leistungs-Verhältnis.

Die IHK und Ihre Hausbank erstellen Ihnen auf Wunsch auch eine Kostenkalkulation. Üblicherweise empfiehlt man Ihnen, mindestens 25 Prozent aus Eigenkapital zu finanzieren. Weitere Mittel können Sie zu unterschiedlichen Konditionen leihen. Lassen Sie sich immer mehrere Angebote machen, bevor Sie sich entscheiden. An dieser Stelle gleich ein Tip: Die deutsche Ausgleichsbank in Bonn vergibt zusammen mit Ihrer Hausbank zinsgünstige Darlehen zwischen DM 5.000,- und DM 700.000,- für Unternehmensgründer. Banken und Sparkassen wollen für größere Summen Sicherheiten wie Bürgschaften oder Immobilien. Ich empfehle Ihnen aber, es am Anfang mit den Investitionen nicht zu übertreiben. Das Privat-Trainer Programm bietet Ihnen die Möglichkeit, mit einem Minimum an Ausstattung und Fixkosten eine Existenz aufzubauen. Verschulden Sie sich nicht unnötig, und schon einmal gar nicht, wenn Sie noch keine Erfahrungen auf dem Gebiet der selbständigen Arbeit oder der Trainertätigkeit haben. Bund, Länder und EG bieten ebenfalls verschiedene Subventionsmodelle für Unternehmensgründer an. In Anhang 5 finden Sie die Adresse des Bundesministeriums für Wirtschaft, wo Sie unverbindlich eine Broschüre anfordern können.

Die Steuerpflicht hat nicht nur Nachteile, auch wenn es Ihnen auf den ersten Blick vielleicht so erscheint. Alle Subventionen wären nicht möglich, wenn es keine Einnahmen aus Steuergeldern gäbe. Bedenken Sie beim Ausfüllen Ihrer Einkommenssteuererklärung immer, daß Sie, egal in welcher Form Sie Ihren neuen Beruf auch betreiben, immer Möglichkeiten zum Absetzen von Kosten haben. Zu diesen Kosten zählen etwa die Rückzahlung von Krediten, laufende Geschäfts- oder Betriebskosten wie Büromiete, Firmenwagen, Telefon, Ausstattung, Berufsbekleidung und vieles mehr. Leider ist unsere Steuergesetzgebung äußerst unübersichtlich. Daher ist es fast unerläßlich, Expertenrat einzuholen, bevor man viel mehr Steuern bezahlt, als nötig ist.

Dabei haben Sie die Wahl zwischen zahlreichen, teils computergesteuerten Helfern. In vielen Finanzbuchhaltungen sind Steuerspartips eingearbeitet, darüber hinaus gibt es Programme zur Lohn- oder Einkommenssteuererklärung, die zumindest bei kleinerem Einkommen durchaus einen Steuerberater ersetzen können. Wenn Sie wirklich alle Steuermöglichkeiten ausnutzen wollen, ist die Lektüre umfangreiche Lektüre von Standardwerken zur Steuererklärung angesagt. Haben Sie dazu nicht die Zeit oder die Energie, können Sie professionelle Hilfe in Anspruch nehmen. In fast allen Städten Deutschlands gibt es Steuerbüros, Steuervereine oder ähnliches, die einem gegen einen prozentualen Anteil der Steuerersparnis gerne helfen. Wenn Sie so erfolgreich sind, daß diese Vereine eine Zusammenarbeit mit Ihnen ablehnen, bleibt Ihnen nur noch der Weg zu einem professionellen Steuerberater (Adressen finden Sie im Branchenverzeichnis der Deutschen Telekom, besser bekannt als die »Gelben Seiten«). Holen Sie sich auch hier immer mehrere Angebote ein, bevor Sie sich entscheiden, und überprüfen Sie von Zeit zu Zeit die Leistungen Ihres Steuerberaters, wenn Sie nicht wollen, daß er der einzige in Ihrem Umkreis ist, der sich einen Sportwagen leisten kann.

Hier noch ein kostenloser Praxistip: Warten Sie mit größeren Anschaffungen immer bis zum Jahresende. Sie können dann Ihre Wirtschaftslage und steuerliche Situation besser überblicken. Haben Sie deutliche Überschüsse erwirtschaftet, können Sie Ihre Steuerlast drastisch senken, indem Sie sich vor Jahresende noch einen neuen Computer, Firmenwagen oder ähnliches kaufen. Wenn es dagegen nicht so gut lief, sollten Sie auf die Anschaffung verzichten. Sie haben dann wenigsten keine Schulden am Hals.

*

4. Kundengewinnung

Zeitungsannoncen

Eine gute und oft auch preiswerte Möglichkeit, auf sich aufmerksam zu machen, stellt die klassische Kleinanzeige dar. Inserieren Sie in der örtlichen oder auch überregionalen Tageszeitung oder in einem der zahlreichen Kleinanzeigenblättchen, die es sowohl als regionale Variante (...Kurier, ...Anzeiger, ...Bote, ...Nachrichten) als auch in überregionalen Ausgaben gibt. Bedenken Sie aber, daß die gratis verteilten Blättchen oft nur ungelesen im Mülleimer landen und eventuell nicht die Klientel erreichen, die Sie für sich gewinnen möchten. Lassen Sie sich daher nicht direkt auf die »günstige« Jahresannonce ein, sondern probieren Sie erst einmal, ob Sie auf eine solche Annonce überhaupt Reaktionen erhalten.

Eine weitere gute und preiswerte Möglichkeit stellen die regionalen Stadtmagazine dar. Sie haben oft eine aufgeschlossene und junge (oder junggebliebene) Leserschaft und häufig auch gute Auflagenzahlen. Neben den Annoncen bieten sich alle Formen von Aushängen an. Universitäten, Volkshochschulen, Vereine, aber auch Läden (Supermärkte), Bibliotheken, Stadtbüros, Ämter und Cafés bieten häufig Flächen für Aushänge an. Holen Sie sich in jedem Fall die Erlaubnis für den Aushang ein und lassen Sie ihn gegebenenfalls stempeln, sonst ist er schneller weg als Sie glauben. Apropos weg: Versehen Sie Ihren Aushang mit einem kleinen Fach für Ihre Visitenkarten oder schneiden Sie den unteren Rand so ein, daß mehrere kleine Abreißzettel mit Ihrem Logo und Ihrer Telefonnummer entstehen. Was nützt Ihnen der gut plazierte Aushang, wenn ihn der erste Interessent direkt ganz mitnimmt?

Wenn Ihnen die Annonce in einer guten Zeitung zu teuer ist oder Sie keine Resonanz auf eine Annonce bekommen haben, können Sie versuchen, etwas mehr »press coverage« zu bekommen. Laden Sie doch einmal Reporter aus den Regionalredaktionen der Presse ein, Sie bei Ihrer Arbeit zu beobachten. Stellen Sie Ihre Tätigkeit, Ihre Person und Ihre Firma vor. Sport ist und bleibt ein beliebtes Thema in Zeitungen und Zeitschriften, und gerade im »Sommerloch« (das Sie und die Presse gleichermaßen trifft!) kann das Interesse eines Redakteurs für einen Artikel im Lokalsport oder sogar für einen Aufmacher auf der Titelseite des Lokalteils ausreichen. Besonders die oben erwähnten Anzeigenblättchen suchen häufig gute Geschichten mit lokalem Zusammenhang, um ihren meist spärlichen redaktionellen Anteil etwas aufzuwerten. Lassen Sie sich auf diesem Wege aber nicht zu einer Annonce überreden, die Sie sonst nicht geschaltet hätten. Leider liegen bei vielen Publikationen die Anzeigenabteilung und Redaktion sehr nah beieinander. Sollten Sie mit einem Journalisten einen Lokaltermin vereinbaren, müssen Sie das unbedingt mit Ihrem Kunden abstimmen. Ihr Kunde hat bei Ihnen private, persönliche Trainingsberatung gesucht und ist nicht unbedingt erfreut, wenn Sie zu einem Trainingstermin mit einem Journalisten und eventuell noch einem Fotografen auftauchen.

Wenn Sie Ihr Geschäft ausdehnen wollen, kann es sinnvoll sein, eine eigene Presseinformation zu erstellen. Diese unterscheidet sich von einem Werbeprospekt dadurch, daß sie sachlicher und informativer ist. Natürlich können Sie sich und Ihre Tätigkeit positiv darstellen, aber vermeiden Sie zu blumige Versprechen. Sollten Sie Fotos für Veröffentlichungen verwenden, achten Sie bitte unbedingt auf die Freistellung der Rechte. Jede Person hat ein Recht am eigenen Bild. Achten Sie also immer darauf, daß keine Kunden oder andere Menschen bildfüllend und klar erkennbar auf dem Foto zu sehen sind, wenn Sie nicht über eine Freigabebescheinigung (siehe Kapitel 6) der entsprechenden Person verfügen. Lassen Sie sich auch von Freunden oder guten Bekannten, die Sie fotografieren, eine solche Bescheinigung ausfüllen. Sie wissen nie, wie sich solche Beziehungen entwickeln, und bevor Ihnen größere Schadenersatzklagen ins Haus flattern, sollten Sie sich absichern.

Persönliche Kontakte

Persönliche Kontakte sind eine wertvolle Quelle für neue Kundschaft. Sollten Sie Kontakte zu Prominenten, etwa aus dem Tennis- oder Fußballbereich oder aus dem Showbusineß pflegen, können Sie hier und da die

Gelegenheit nutzen, daß Gespräch auf Ihre Arbeit zu lenken. Oft findet man Möglichkeiten, unaufdringlich seine Hilfe anzubieten, wenn jemand über Figur-, Konditions- oder gar Gesundheitsprobleme klagt. Sollten Sie eine prominente Person zur Zusammenarbeit bewegen können, müssen Sie oftmals ein größeres Maß an Flexibilität als bei anderen Menschen zeigen. Ich empfehle Ihnen, in solchen Fällen auch von dem von mir beschriebenen Schema der dreimonatigen Betreuung abzuweichen und sich den individuellen Bedürfnissen und Zeitplänen des Kunden anzupassen.

Häufig können Sie sich solche Leistungen erheblich besser entlohnen lassen als bei einem »Normalverdiener«. Auf diese Art und Weise rechnet sich ein eventueller Mehraufwand immer. Viel wichtiger ist aber, daß Sie in diesem Moment die seltene Gelegenheit haben, wirklich in Kreise zu kommen, wo Sie nicht jeder Mark hinterherlaufen müssen. Ein prominenter Kunde zieht oft interessierte Menschen aus seinem Umfeld nach sich, ganz zu schweigen von der Wirkung, die der gelegentliche, diskrete Hinweis auf diesen speziellen Kunden beim Rest Ihrer Kundschaft hat.

Aber auch die Arbeit als Trainer in Studios und Vereinen oder als Kursleiter bei den Sportprogrammen der Krankenkassen und Großbetriebe lernen Sie viele Leute näher kennen. Dadurch haben Sie die Gelegenheit, Ihre Leistungen über die Maßnahmen der Organisation, in der Sie sich kennengelernt haben, hinaus anzubieten. Viele Sportlehrer und Fachkräfte verlieren derzeit ihre Stellung, weil ganze Bereiche geschlossen werden. Einerseits ist das schlecht für Sie, weil eine sehr einträgliche Einnahmequelle versiegt, andererseits sind aber jetzt Sie gefragt, all den Menschen, die zuvor in diesen Bereichen begeistert Sport getrieben haben oder mit Sport therapiert worden sind, neue Angebote zu machen. Viele dieser Leute sind sicher bereit, für ansprechende Kurse in kleinen Gruppen einen eigenen Kostenbeitrag zu entrichten.

Da die Krankenkassen meines Wissens nach keinerlei Anstalten machen, das umfangreiche und organisatorische Gefüge, das sie mühevoll aufgebaut haben, koordiniert in andere Hände zu geben, liegt es nun an privatwirtschaftlichen Anbietern, den Bedarf zu decken. Versuchen Sie, Adressenlisten von Kursen, die Sie früher geleitet haben, für unverbindliche Angebote zu nutzen. Wenn Sie noch Kurse haben, weisen Sie auf die Situation hin und bieten Sie Ihre kompetente Hilfe an. Halten Sie sich nicht zu sehr an starre Schemen, wenn Sie eine Chance sehen. Rechnen Sie mögliche Modelle für eigene Kurse durch, versuchen Sie Räumlichkeiten stundenweise zu mieten, und legen Sie los.

Es gibt neben den Krankenkassen noch andere Möglichkeiten, persönliche Kontakte zu größeren Gruppen von Menschen zu schließen und diesen Ihre Leistungen anzubieten. An dieser Stelle sind sicherlich die Kirchen und Vereine von Interesse, die sowohl in der Jugendarbeit als auch in der Erwachsenenarbeit oft dichte soziale Strukturen geknüpft haben und häufig gerne vermittelnd tätig sind, zum Beispiel, wenn es um die Betreuung beim Seniorensport oder bei der Jugendarbeit geht.

Zuletzt möchte ich noch auf eine weitere Möglichkeit eingehen. Sollten Sie die Gelegenheit haben, einer Dozententätigkeit im Weiterbildungsbereich nachgehen zu können, haben Sie es wieder mit größeren Gruppen von interessierten Menschen zu tun, von denen Sie sicher den einen oder anderen für Ihre Arbeit begeistern können. Sie sollten sich diese Zusammenhänge auch dann vor Augen führen, wenn Sie etwa ein kleines Fitneßstudio um ein Seminar bittet und keine Riesenhonorare zahlen kann. Sie müssen manchmal einfach darüber nachdenken, ob Sie kurzfristig Ihr Portemonnaie füllen wollen oder ob es Ihnen auch darum geht, Ihren Bekanntheitsgrad und Ihr Einzugsgebiet langfristig auszubauen.

Bei allen Hinweisen dieses Kapitels habe ich stets Ihr Geschick, sich diskret und unaufdringlich in Szene zu setzen, vorausgesetzt. Wenn Sie gleich beim ersten Zusammentreffen die weltberühmte Sängerin mit der Löwenmähne lautstark darauf hinweisen, daß allmählich doch der Zahn der Zeit ihren bislang makellosen Beinen nagt und nur Sie das geeignete Gegenmittel hätten, dürfen Sie sich nicht wundern, wenn Sie so schnell nicht wieder eingeladen werden. Das gleiche gilt auch, wenn es Ihnen einfallen sollte, aus einem Krankenkassen-Lauftreff oder einem Muskelaufbauseminar eines Fortbildungsinstituts eine Butterfahrt zu machen. Stehen Sie sich (und uns allen) bitte nie auf diese Art und Weise im Weg!

Anstellung im Fitneß/Sportbereich

Das zuletzt gesagte gilt natürlich auch für jedwede Anstellung im Bereich Fitneßstudio oder Sportverein. Sie werden für eine ganz bestimmte Arbeit bezahlt, nicht dafür, daß Sie Ihren eigenen Interessen nachgehen. Werben

Sie in der Anlage, in der Sie arbeiten, niemals damit, daß die Betreuung ja nicht ausreichend sei und nur Sie als Privat-Trainer etwas dagegen setzen können. Sollte die Betreuung nicht ausreichen, liegt das auch daran, daß Sie Ihren Job nicht gescheit machen. Nur in Ausnahmefällen und idealerweise nur mit Zustimmung der Studioleitung sollten Sie Kunden in Anlagen suchen, in denen Sie arbeiten. Vermeiden Sie unbedingt Interessenkonflikte mit Arbeitgebern oder Trägern von Sportprogrammen!

Einige moderne Anlagen arbeiten bewußt mit Trainern zusammen, die Einzelpersonen oder kleine Gruppen individuell und eventuell gegen einen zusätzlichen Obolus betreuen. In Kapitel 1 habe ich bereits diese neue Form der Gruppenbetreuung kurz erläutert. Solche Vereinbarungen können aber nur im Vorfeld entstehen, nicht erst, wenn eine Konkurrenzsituation zwischen Anlagebetreiber und Trainer bereits entstanden ist. So verlockend die Situation auch erscheinen mag, Sie ziehen immer den Kürzeren.

Anstellung bei Krankenkassen, Vereinen, Verbänden

Sollten Sie zu den Glücklichen gehören, die noch eine Anstellung im Kursbereich von Krankenkassen, Vereinen oder Verbänden haben, etwa in der Rückenschule, der Wassergymnastik oder einer anderen Form der Gymnastik, oder beim (Klein-) Kinderschwimmen, gilt natürlich nach wie vor, daß alle Kursteilnehmer potentielle Kunden sind. Verteilen Sie hier gezielt Informationsmaterial oder sprechen Sie diskret einzelne Menschen an. Üben Sie sich aber vor allem bei diesen Menschen in Diskretion und Zurückhaltung. Schließlich sind Ihnen diese Leute zu einem anderen Zweck an die Hand gegeben worden, als dazu, Ihren Kundenstamm zu erweitern. Kommen Sie immer zuerst den Ihnen übertragenen Aufgaben nach, bevor Sie Ihren eigenen geschäftlichen Interessen nachgehen. Stellen Sie im Zweifelsfall vorläufig den eigenen Gewinn hintenan, wenn Sie langfristigen Erfolg suchen und Ärger mit Arbeitgebern vermeiden wollen.

Die Menschen in solchen Kursen haben oft mehr oder minder schwere medizinische Probleme, Verschleißerscheinungen oder ähnliches. Lesen Sie hierzu noch einmal in Kapitel 3 nach. Häufig finden Sie gerade hier Menschen, bei denen die moderne, inaktive, von Bewegungsarmut und einseitiger Belastung geprägte Lebensweise zu Problemen geführt hat, die mit einem guten Sport- und Ernährungsprogramm in den Griff zu bekommen sind. Scheuen Sie sich nicht, im Zweifelsfalle auf den Arzt oder auf andere Angebote der Kasse oder des jeweiligen Trägers hinzuweisen, wenn Sie den Eindruck haben, daß Ihre Programme für den Menschen, der vor Ihnen steht, nicht geeignet sein könnten. Bleiben Sie freundlich, geben Sie einen guten Ratschlag und teilen Sie Ihr Wissen und Ihre Erfahrung auch ohne finanzielle Hintergedanken mit. Auf diese Art behält man Sie positiv im Gedächtnis und empfiehlt Sie auch gerne an Bekannte weiter, für die Sie vielleicht eher der geeignete Ansprechpartner sind.

Sonstige Werbemöglichkeiten

Am Ende dieses Kapitels noch einmal ein kurzer Überblick über die Möglichkeiten und Formen der Werbung, die für Ihr Geschäft in Frage kommen. Ich habe bewußt ein paar Methoden kritisch beleuchtet, damit Sie nicht die gleichen Anfängerfehler machen müssen wie viele vor Ihnen.

Bei guter Zusammenarbeit mit den entsprechenden Sportanlagen oder auf eine höfliche Anfrage hin können Sie in Studios, Squash-Centern, Tennisplätzen, an den schwarzen Brettern der VHS, Universitäten, Sportvereinen kostenfrei oder gegen Gebühr werben. Viele Squash- und Tenniscenter bieten die Möglichkeit einer Bandenwerbung, sogar bei den berühmten Hamburger-Bratereien gibt es schwarze Bretter, und so mancher Verein kann eine unglaubliche Verstärkerwirkung für Ihre Aktivitäten haben.

Kunde-wirbt-Kunde-Aktionen. Unterschätzen Sie nie die Vorteile dieser preiswerten Methode. Es gibt keine bessere Werbung für Sie als zufriedene und begeisterte Kunden. Arbeiten Sie deswegen sorgfältig und seien Sie fair. Schaffen Sie Anreize für Ihre Kunden, deren Bekannte, Freunde, Partner zu Ihnen zu führen. Sie werden feststellen, daß Sie bei Interessenten, die andere Kunden zu Ihnen gebracht haben, viel weniger Überzeugungsarbeit leisten müssen, als bei Kunden, die zufällig oder aufgrund einer breit gestreuten Werbemaßnahme auf Sie stoßen. Schließlich haben Ihre Altkunden ja schon in netter, privater Atmosphäre viele positive Informationen über Sie weitergegeben. Darüber hinaus sollten Sie auch andere Werbemöglichkeiten nicht außer Acht lassen. Erstellen Sie ein Firmenlogo und oder einen Slogan und bringen Sie diesen auf Ihrem Auto, bei günstiger Lage in Ihrem Bürofenster oder auf Ihren Trainings-Sweatshirts an.

Seien Sie vorsichtig mit Flugblättern und Briefkastenzetteln. Zum einen geben Sie eine ganze Stange Geld für die Erstellung und den Druck aus, weil diese Maßnahmen immer nur bei hohen Stückzahlen Sinn machen. Zum anderen können Sie unmöglich alle Briefkästen der Stadt alleine mit Wurfsendungen bestücken. Sie sind dann auf die Mitarbeit einiger Helfer angewiesen, die Sie ebenfalls bezahlen müssen. Es ist schwer, für diese Arbeit zuverlässige Leute zu finden. Gerade bei kleinen Betrieben denkt sich mancher Hobbyauslieferer: »Warum nicht einfach den ganzen Mist in den Papiercontainer und dann ab ins Freibad?« Wobei der Papiercontainer noch die positive Variante ist.

Sollte es Ihrem Boten einfallen, die Zettel mit Ihrem Logo und Ihrer Telefonnummer einfach irgendwo loszuwerden, kommen eventuell sogar noch Anzeigen wegen Umweltverschmutzung auf Sie zu. Besonders umweltfreundlich ist das Verfahren sowieso nicht, weil man von vornherein mit höchstens fünf Prozent Aufmerksamkeit rechnen kann. Der Rest der Leute (ich übrigens auch) schmeißt Werbung, die sie im Briefkasten finden, sowieso direkt weg. Auch wenn Sie oder Ihre Boten die Zettel in Briefkästen werfen, die mit einem Schild »Keine Werbung einwerfen« versehen sind, oder wenn Sie oder die Boten auf die Idee kommen, Zettel hinter die Scheibenwischer fremder Autos zu klemmen, können Anzeigen auf Sie zukommen. Sie werden vermutlich nicht direkt zu lebenslänglicher Haft verurteilt, aber der Aufwand lohnt das Risiko bei weitem nicht.

Rechnen Sie niemals irgendwelche Leistungen, etwa Prämienzahlungen für neu geworbene Kunden innerhalb der Sportanlagen ab, in denen Sie Kunden betreuen. Offensichtliche Geschäftsvorgänge wie Geld überreichen oder wechseln sowie Verhandlungen über Preise und Leistungen erwecken schnell einen schlechten Eindruck. Außerdem locken Sie Diebe an, wenn bekannt ist, daß Sie oder Ihre Kunden immer mit größeren Mengen Geld ins Studio kommen. Erledigen Sie diese Dinge diskret außerhalb der Sportstätte oder in Ihrem Büro.

Überzeugen Sie durch Qualität und durch Leistung. Eine gute Qualifikation sagt mehr als obskure Versprechen. Bemühen Sie sich auch bei schwierigen Kunden immer um Sachlichkeit. Stellen Sie sich der Herausforderung. Ein Ex-Kunde, der sich fair behandelt fühlt, kann immer noch eine positive Aussage über Sie machen, während ein gänzlich enttäuschter Kunde Sie locker zehn oder zwanzig potentielle Kunden kosten kann. Mundpropaganda wirkt schließlich nicht nur bei guten Nachrichten. Im Gegenteil, negative Ereignisse werden oft noch hochgespielt, und wenn die Geschichte erst aus dem dritten oder vierten Mund kommt, ist aus der sprichwörtlichen Mücke längst ein Elefant geworden.

*

5. Qualifikationserwerb

Warum Qualifikation?

Gerade im Sport- und Freizeitbereich ist eine fundierte Ausbildung unverzichtbar. Mit dem Erwerb einer anerkannten Qualifikation sichert der Trainer sowohl sich als auch seine Kunden ab. Da das Berufsbild des Trainers nicht einheitlich und nicht klar reglementiert ist (wie etwa der Beruf des Sportlehrers), ist er für jeden zugänglich. Das hat Vor- und Nachteile. Die Vorteile liegen auf der Hand. Altgediente Fußball- oder Tennisspieler müssen nicht nach dem Abschluß ihrer aktiven Sportlerlaufbahn aufs Altenteil, sondern können die Fertigkeiten und Erfahrungen, die sie im Laufe der Zeit gesammelt haben, gewinnbringend weitervermitteln.

Sportinteressierten, ambitionierten Menschen stehen mit der Trainertätigkeit Möglichkeiten offen, wenn ein Studium oder eine Berufsausbildung in einem anderen Bereich nicht zur gewünschten Anstellung führt. Die Trainertätigkeit kann darüber hinaus auch neben anderen Tätigkeiten als Teilzeitjob oder als stundenweise Erwerbstätigkeit ausgeführt werden, etwa als Ergänzung zu einer anderen Halbtagesstelle im erlernten Beruf oder in Zeiten der Kindererziehung. Gerade Frauen haben hier eine lukrative Einnahmequelle, die relativ frei von Sachzwängen wie etwa einem Acht-Stunden-Tag oder Festanstellung ist.

Ebenso deutlich muß man aber auch die Nachteile sehen, die einerseits für den Trainer, andererseits aber auch für Arbeitgeber oder Kunden entstehen können. Der Trainer, der sich ausschließlich auf seine Trainertätigkeit konzentriert, muß sich entweder eine der raren Festanstellungen in Fitneßstudios, bei Sportvereinen oder bei den Krankenkassen suchen, wenn er auf ein geregeltes und festes Einkommen angewiesen ist. Ansonsten hat er mit allen Nachteilen der freien Arbeit zu kämpfen. Er muß seine Arbeitskraft auf unterschiedliche Orte und Zeiten verteilen, für die Wege und Wegzeiten zwischen den Jobs selbst aufkommen, sich selber versichern, und, ein wichtiger Punkt aus der täglichen Praxis, immer mindestens einem der vielen Arbeitgeber oder Kunden wegen unbezahlter Rechnungen oder organisatorischer Punkte hinterher telefonieren, natürlich auf eigene Kosten.

Aber auch für den Arbeitgeber gibt es Nachteile. Wenn er als Studiobetreiber mit vielen und ständig wechselnden Hilfskräften, etwa Sportstudenten, zusammenarbeitet, wird es für ihn schwer, einen gleichbleibenden Qualitätsstandard zu sichern. Darüber hinaus kommt es oft zu Ausfällen wegen Krankheit, Unstimmigkeiten oder aus anderen Gründen, die ebenfalls einen hohen organisatorischen Aufwand mit sich bringen. Harald etwa, erfolgreicher Studiobesitzer in einer deutschen Universitätsstadt, ärgert sich schwarz. »Kaum hat man mal ein paar fähige Leute gefunden und der Laden läuft so richtig, wird einer krank, der nächste zieht um, die Aerobiclehrerin nimmt eine Auszeit wegen Schwangerschaft und der Yogalehrer ist auf einem Trip im fernen Indien verschollen. Es ist zum Haare raufen.

Und dann die Neuen, die sich nach meiner Annonce und dem Aushang an der Uni vorgestellt haben. Der eine kann nur Dienstags, die andere jeden Tag nur eine Stunde, und der dritte meint, er würde hier mehr Geld verdienen als ich. Dann war da ein Michael, Sportstudent, aber erst im dritten Semester. Sah zwar ganz durchtrainiert aus, und machte auch einen guten Eindruck, aber woher soll ich wissen, daß er wirklich schon genügend weiß? Außerdem kann ich meinen Kunden nun wirklich nicht alle vier Wochen einen neuen Trainer oder eine neue Trainerin vorsetzen.« Klaus, der Yogalehrer, ist übrigens nicht wirklich in Indien verschollen. Er ist längst aus dem Urlaub zurück. Aber er reagiert einfach nicht mehr auf Haralds Anrufe, wenn er den Anrufbeantworter abhört. Drei Monate hat er zuletzt auf seinen ohnehin nicht so üppigen Stundenlohn warten müssen. Wie soll man so sein Studium finanzieren? Statt sich in Prüfungszeiten Sorgen wegen der Kohle zu machen, rangiert Klaus jetzt Autos im Verladehafen der Stadt. Ist zwar öde, aber die Kohle kommt pünktlich.

Ganz übel ist es dagegen Agnes ergangen. Früher eine gute Vereinsschwimmerin, hat sie nach der Hochzeit und dem ersten Kind keine Zeit mehr für den Sport gefunden. Sie hat nie richtig abtrainiert, sondern einfach von einem Tag zum anderen mit dem Training aufgehört. Ihre Essgewohnheiten behielt sie bei, wie das bei Gewohnheiten halt so ist. Schnell wurde sie 7 Kilo schwerer, Stimmungsschwankungen und ein bißchen Beziehungsstreß in der Schwangerschaft führten dazu, daß sie in dieser Zeit ebenfalls zunahm. Anni, ihre Tochter, ist jetzt vier Jahre alt und besucht seit ein paar Monaten einen Kindergarten. Agnes wollte die freie Zeit nutzen, um etwas für ihre Figur zu tun. Auf eine Annonce hin rief sie bei einem Privat-Trainer an, der sie auch prompt zurückrief. Schnell war ein Termin festgelegt. Rainer machte auf den ersten Blick einen guten Eindruck. Sportlich durchtrainiert, geradezu drahtig, genau der Richtige, der einem beim Abnehmen helfen kann.

Als Agnes ihn nach seiner Ausbildung fragte, erzählte er von seinen zahllosen Erfolgen als Personal Trainer. Sogar prominente Kunden hatte er, deren Namen er aus Gründen der Diskretion natürlich nicht preisgeben wollte. War ja auch nicht so wichtig. Rainers Strategie war schnell erklärt: »Ist ganz einfach. Du kriegst von mir einen Trainingsplan. Den ändern wir dann immer ab, wenn es nötig ist. Du kannst dann alleine trainieren, das spart Dir ne Menge Kosten. Ganz wichtig ist natürlich, daß Du was an der Ernährung tust. Ich hab´da so ein Zeug, direkt aus Amerika. Echt klasse, ein richtiger Geheimtip. Die ganzen Models und Filmstars nehmen es auch. Ist nicht ganz billig, bringt es dafür aber voll. Ohne geht es eigentlich gar nicht. Wenn Du direkt für drei Monate nimmst, kriegst Du auch einen Sonderrabatt.« Schnell waren 500 Mark über den Tisch, für drei Monate Trainingsberatung und drei Dosen des Wundermittels.

Rainer kam dann noch zweimal. Beim ersten Mal brachte er einen »Trainingsplan« mit, ein fotokopiertes Blatt mit einer Anweisung für ein paar Gymnastikübungen und ein leichtes Lauftraining. Beim zweiten Mal hatte er nur wenig Zeit, wegen eines wichtigen Termins. Als Agnes zwei Wochen später bei Rainer anrufen wollte, war jemand anderes am Hörer. Rainer war offensichtlich mit unbekanntem Ziel verzogen. Das »Wundermittel« sah sie übrigens später in einem Sporternährungs-Shop, für weniger als den halben Preis.

Man merkt schnell, wo hier der Hase im Pfeffer liegt. Der ständig wachsende Sport- und Freizeitmarkt bringt es neben zahlreichen organisatorischen Problemen auch mit sich, daß sich dort ein paar schwarze Schafe tummeln. Die beschriebenen Situationen führen zu Unsicherheit auf allen Seiten. »Wen kann ich anstellen?«, »Wer bringt mir eine angemessene Leistung für mein Geld?«, aber auch »Wo finde ich einen guten Job?« und »Wie kann ich den verunsicherten Kunden von meinen Fähigkeiten und meiner Seriösität überzeugen?« sind Fragen, die Fitneß-Studio-Betreiber, Kunden und Trainer beschäftigen.

Glaubwürdigkeit, Qualitätssicherung, Honorarrechtfertigung
Mit einer fundierten Ausbildung, am besten belegt durch ein offizielles Diplom oder Zertifikat, kann manche dieser Klippen umschifft werden. Eine vernünftige Ausbildung hat viele Vorteile:

Sie werden sich von Anfang an sicherer fühlen, wenn Sie auf der Grundlage einer ordentlichen Ausbildung arbeiten. Viele Trainer, aber auch die meisten anderen Anfänger in allen Berufen beschleicht in den ersten Tagen einer neuen Tätigkeit ein Gefühl von Unsicherheit, das sich schnell zu einer richtigen Angstblockade entwickeln kann. Unterschätzen Sie diesen Punkt nicht!

Auch die Wissensvermittlung will gelernt sein. Es gibt viele Menschen, die eine Menge wissen und vor ihrem Computer oder an ihren Maschinen Großartiges leisten. Aber nur wenige sind auch in der Lage, dieses Wissen kompetent und effektiv weiterzugeben. Didaktikstunden oder -übungen mögen zwar oft langweilig erscheinen, aber man kann viele kleine Tricks lernen, um den Umgang mit anderen Menschen reibungsloser und gewinnbringender zu gestalten. Wenn Sie zum ersten Mal als Dozent vor 40–50 aufgeweckten, wißbegierigen, aber auch kritischen Menschen ein Seminar halten, werden Sie sich an meine Worte erinnern.

Glaubwürdigkeit ist das A und O in jeder Branche, in der es viele schwarze Schafe gibt. Sie kaufen Ihr neues Auto ja (hoffentlich) auch nicht beim windigen Händler um die Ecke, der Ihnen alte Reifen als neu verkaufen möchte und in dessen Werkstatt nur ein Lehrjunge ist, der ausschließlich Autos wäscht. Verschaffen Sie sich solides Grund- und Spezialwissen. Prahlen Sie dann nicht damit, sondern bringen Sie es an geeigneter Stelle ein. Seien Sie aufmerksam, aber nie aufdringlich. Zeigen Sie, daß Sie an die Dinge glauben, die Sie verkaufen. Seien Sie ehrlich.

Wenn Sie qualifiziert und kompetent sind, bieten Sie einen hohen Standard und sind Ihr Geld wert. Wer Sie einstellt, kann sich schon anhand Ihrer sorgfältig zusammengestellten Unterlagen ein Bild über den präzise geplanten Aufbau Ihrer Fähigkeiten machen. Aber auch die Ausbildung von Kollegen ist für Sie keine direkte Konkurrenz. Ein hoher allgemeiner Qualitätsstandard macht Ihnen Ihre tägliche Arbeit leichter, weil Sie nicht ständig die Fehler anderer ausbessern müssen, sondern sich auf Ihre eigentlichen Aufgaben konzentrieren können. Wenn Sie in einer Anlage oder einem Verein arbeiten, werden Sie das besonders schätzen lernen. Sollten Sie, etwa als Sportstudiobetreiber oder als Privat-Trainer einmal Leute einstellen wollen, kann Ihnen nichts Besseres geschehen, als Ihrerseits auch wieder kompetente und ausgebildete Menschen vor sich zu haben.

Sie müssen eine Rechtfertigung, einen guten Grund für Ihre Honorar- oder Gehaltswünsche haben. Wenn Sie dem Privat-Trainer-Schema in diesem Buch folgen, verlangen Sie relativ viel Geld für Ihre Leistungen. Sollten Sie diesem Standard, den Sie selber festlegen, nicht gerecht werden, können Sie weder Kunden gewinnen noch behalten. Aber auch bei jedem Vorstellungsgespräch kommt der Punkt, wo man über die Entlohnung spricht. Verlangen Sie ein anständiges Gehalt – bieten Sie aber auch die entsprechenden Leistungen.

Ausbildung und Weiterbildung

Die Tatsache, daß Sie dieses Buch lesen, ist sicher ein Schritt in die richtige Richtung. Aber verstehen Sie mich nicht falsch. Der Trend geht immer noch zum Zweit- und Drittbuch. Sie sollten mindestens das wissen, was in diesem Buch steht. Die beste Möglichkeit, zu einer fundierten und allgemein anerkannten Ausbildung zu kommen, ist sicherlich das Sportstudium (Diplom/Lehramt). Nun hat aber nicht jeder, der vielleicht halbtags ein wenig Geld dazuverdienen möchte, die Möglichkeit, erst einmal vier bis fünf Jahre die Universität zu besuchen. Für diejenigen, die kein Abitur haben und/oder denen die Zeit und Lust zur Hochschulausbildung fehlt, gibt es vielfältige andere Möglichkeiten.

Meistens sind diese Angebote spezifischer, das heißt, sie haben einen klaren Themenschwerpunkt und sind nicht mit artverwandten Themen überfrachtet. Mehrere anerkannte Organisationen, darunter der Deutsche Sportbund mit seinen sportartspezifischen Unterabteilungen, bieten die

Möglichkeit, Trainerscheine für die einzelnen Sportarten (Fußball, Basketball, Schwimmen etc.) zu erwerben. Andere Organisationen bieten ohne Vereinsbindung Ausbildungen an, die sich an die relativ neue Fitneßbranche richten. Dazu zählen Lehrgänge zum Studioleiter/Trainer (BSA, DSSV etc.), oder andere Ausbildungen, wie etwa zum Aerobic-Lehrer, zum Manager für Sport und Freizeit oder zum Medizinischen Physio-Trainer. Natürlich kann man, wenn man aus der eigenen Trainingserfahrung und aus verschiedenen Büchern Grundwissen gesammelt hat, auch einfach den Sprung ins kalte Wasser wagen und sich in einem Studio vorstellen und um eine Trainer-/Kursleiterstelle bewerben.

Nach ein paar Monaten oder Jahren hat man so, vor allem bei vernünftiger Einarbeitung und konsequenter Fortbildung, auch die Möglichkeit, sich umfangreiche Kenntnisse anzueignen. Um dann aber bei einem Wechsel der Stelle nicht wieder mit den alten Problemen konfrontiert zu werden, ist es unabdingbar, sich vom Arbeitgeber (Studiobetreiber) ein Zeugnis oder eine Beurteilung ausstellen zu lassen. Zumindest für den internen Gebrauch reichen solche Formulare häufig. Im Zweifelsfalle ist ein offiziell anerkanntes Examen natürlich höher zu bewerten.

Neben aller Praxiserfahrung und allen Diplomen steht beim Privat-Trainer das Selbststudium immer an einer wichtigen Stelle. Wer seinen Kunden Fragen über neue trainingswissenschaftliche Erkenntnisse, Fortschritte der Ernährungswissenschaft oder die neuesten Sport- und Fitneßtrends umfassend beantworten kann, macht immer einen professionellen Eindruck. Die Lektüre von Fachbüchern, das Sichten anderer Medien (Video, TV, CD-ROM, Fachzeitschriften etc.) gehört eigentlich zum selbstverständlichen Traineralltag. Immer häufiger stellen mir meine Kunden Fragen wie: »Was ist eigentlich Kreatin? Hilft Carnitin wirklich beim Fettabbau? Was bringt Callanetics wirklich? Kann ich mit Knieproblemen Step-Aerobic machen?« Wenn man auf diese Fragen keine vernünftigen Antworten hat, verunsichert man die Kunden und kann sie im Wiederholungsfall sogar verlieren.

Eine eigene, möglichst erfolgreiche sportliche Karriere ist natürlich auch ein guter Einstieg. Allerdings zählen hier die oben angeführten Punkte doppelt. Nur weil man eine Sportart sicher beherrscht, heißt das noch lange nicht, daß man sie auch vermitteln kann. Außerdem ist die Arbeit des Trainers vor allem in den Fitneß- und Freizeitanlagen so vielschichtig, daß es schon mehr bedarf als nur perfekter Ball-, Schläger- oder Körperbeherrschung, um allen Anforderungen gerecht zu werden.

Was muß man können?
Ein guter Privat-Trainer muß folgende Grundkenntnisse haben:
Grundlagen der funktionellen Anatomie. Er muß einen Überblick über Lage und Funktion der Knochen, Muskeln und Gelenke des Bewegungsapparates haben. Ohne Sachkenntnis auf diesem Gebiet ist es kaum möglich, neue oder alte Übungen, Techniken oder Sportarten auf Ungefährlichkeit und Funktionalität zu überprüfen, geschweige denn jemandem, der nicht der DIN-Norm für sportliche Menschen entspricht (und wer tut das schon? Wer hat nicht die eine oder andere Beschwerde oder Besonderheit?), individuell und sicher zu trainieren. Auch für Stretchingkurse, Aerobic und insbesondere für die Rückenschul- und Wirbelsäulen-Gymnastik-Kurse sind Kenntnisse der Anatomie unabdingbar.

Grundlagen der Physiologie. Ohne diese Kenntnisse bleiben Wirkungsweise oder Steuerung von Ausdauertraining oder Ernährung in den Kinderschuhen stecken. Wer sich nicht zumindest grob mit den physiologischen Zusammenhängen des menschlichen Körpers auskennt, wird immer nur überlieferte »Patentrezepte« wiederholen können, ohne wirklich auf den Kunden einzugehen.

Trainingslehre. Wie will man ein individuell angepaßtes und daher sicheres und effektives Trainingsprogramm zusammenstellen, wenn man nicht die Grundlagen der Trainingslehre beherrscht? Viele Menschen essen und trainieren bis heute völlig falsch, weil sie von inkompetenten Trainern angeleitet werden oder ihr Wissen aus Zeitschriften oder anderen Medien haben, in denen das Zurschaustellen eines Modells oder der Neuigkeitswert eines »Trainings« größere Bedeutung haben als das Training selber.

Ernährungslehre. Ernährung und Training sind untrennbar miteinander verbunden, egal, ob es um Gesundheit, Gewichtskontrolle, Wohlbefinden, Muskelaufbau oder Leistungsfähigkeit geht. Wer sich der heutigen Fast-Food-Gesellschaft entgegenstellen will, braucht gute Argumente und muß Zusammenhänge verdeutlichen können, ansonsten geht seine

Stimme zwischen Mc Burger-Werbung und Zeitschriften-Diäten (-Wahn) unter.

Didaktik und Methodik. Didaktik ist die Lehre von der Wissensvermittlung. Was nutzt einem ein enormes Wissen, wenn man nicht in der Lage ist, dieses Wissen zu ordnen, auf die Fähigkeiten und Vorbildung des Zuhörers abzustimmen und dann zielgerecht zu vermitteln? Methodik beschäftigt sich mit den Methoden des Sportunterrichts (und genau das macht ein Trainer: er gibt, in kleinen oder größeren Einheiten, Sportunterricht.) Ein Beispiel: Wenn bei einer Step- oder Aerobic-Schrittfolge zuerst einfache, grundlegende Elemente gezeigt und einstudiert werden, dann allmählich andere, schwierige Elemente hinzugenommen werden, bis der komplette Ablauf einstudiert ist, spricht man von der Zergliederungsmethode. Im Gegensatz dazu steht die ganzheitliche Methode, in der der Schüler den gesamten Ablauf mehrmals sieht und von Anfang an ganz nachzuvollziehen sucht. Der Trainer muß aus diesen und anderen methodischen Ansätzen denjenigen wählen,der für den Lehrgegenstand und die Schüler-/Gruppenvorraussetzungen geeignet erscheint.

Wirtschaft/Marketing. Vor allem für den Privat-Trainer, der selbständig ein Gewerbe betreibt, ist es unerläßlich, zumindest in den Grundlagen mit Betriebswirtschaft und Steuerrecht vertraut zu sein. Will er seine Leistungen gezielt vermarkten, sind Grundlagen des Marketings ebenfalls sehr wichtig. Natürlich spreche ich an dieser Stelle nicht von ganzen Studiengängen in den genannten Fächern. Oft ist schon ein guter Ratgeber in Buchform, am besten mit praktischen Beispielen, hilfreich, um mit 90 Prozent der im Alltag auftretenden Probleme zurechtzukommen. Als besonders hilfreich haben sich auch Steuer-Programme auf Diskette oder CD-ROM erwiesen, die in vielen Fällen einen teuren Steuerberater ersetzen können. Der Fachhandel berät Sie gerne.

Darüber hinaus sind Kenntnisse in folgenden Bereichen wichtig: Psychologie. Immer wenn man mit Menschen arbeitet, wird man auch mit Problemen konfrontiert. Diese Probleme sind individuell verschieden und auch oft sehr persönlich. Trotzdem gibt es häufig Ähnlichkeiten. Viele Übergewichtige haben ein schwach ausgebildetes Selbstbewußtsein. Für die tägliche Arbeit des Trainers ist es nicht so wichtig, zu erforschen, ob die Person wegen ihres schwachen Selbstbewußtseins übergewichtig wurde oder ob sie so wenig Selbstbewußtsein hat, weil sie sich ihres Übergewichtes schämt. Das ist eher Sache eines Psychologen. Tatsache ist, daß der Kunde ein Problem hat, das ich in der Trainingsplanung nicht vernachlässigen darf. Die Trainingsstätte sollte in einem solchen Fall eher ruhig und diskret sein und nicht vor strahlenden Muskelmännern und -frauen nur so wimmeln. Eventuell ist für den übergewichtigen Kunden erst ein Heimtrainingsprogramm angebracht, bis erste Erfolge sichtbar sind und das Selbstbewußtsein wächst.

Spezialkenntnisse. Man kann sich als Privat-Trainer auch spezialisieren. Wer seine Schwerpunkte in die Bereiche Rehabilitation, Rückenschule, Behindertensport, Aerobic, Ernährung, Yoga, Tennis, Badminton, Squash oder wohin auch immer verlagern möchte, dem reichen die oben genannten Grundlagenkenntnisse nicht mehr aus. Zusatzausbildungen in dem Bereich der Wahl werden notwendig. Bei manchen Kursen reichen die Grundkurse und die Lektüre von Fachliteratur aus, um einen ordentlichen Kursaufbau zu gewährleisten. Bei anderen Kursen, etwa Aerobic oder Yoga, ist eine solide praktische Ausbildung wichtig. Für noch komplexere Themen, in denen auch medizinische Aspekte eine große Rolle spielen, wie etwa Rehabilitation, Behindertensport oder Rückenschule, ist eine umfangreiche theoretische und praktische Ausbildung unumgänglich.

Trendsportarten. Um dem Kunden einen ersten Einblick in neue Sportarten wie etwa Surfen, Snowboarden, Inline-Skating oder Freiklettern zu geben, reichen häufig eigene Praxiskenntnisse in der jeweiligen Sportart aus, wenn die zuvor genannten Grundlagen vorhanden sind (ganz wichtig: Didaktik/Methodik). Sobald der Kunde aber tiefer in diese Gebiete eingeführt werden soll, sind automatisch Spezialkenntnisse notwendig.

Berufsausbildung, Umschulung

Einige der in Anhang 1 genannten Weiterbildungsinstitute sind offiziell von der Staatlichen Zentralstelle für Fernunterricht anerkannt. Wer an einem dieser Institute eine Aus- oder Weiterbildung machen möchte, sollte sich auf jeden Fall vorher mit seinem zuständigen Arbeitsamt in Verbindung setzen. Neben den Arbeitsämtern gibt es auch von anderen privaten oder staatlichen Stellen Fördermaßnahmen für eine Umschulung oder für Selbständige und Unternehmensgründer. Diese Zuschüsse können teilweise recht erheblich ausfallen. Eine diesbezügliche Nachfrage sowohl bei den entsprechenden Stellen als auch beim ausbildenden Verband lohnt sich daher oft!

Auch die Bundeswehr stellt für ausscheidende (Zeit-) Soldaten Gelder zur Verfügung, die den Einstieg in den zivilen Beruf erleichtern sollen. Setzen Sie sich mit dem Berufsförderungsdienst der Bundeswehr in Verbindung. Viele Arbeitgeber, darunter Fitneß-Studio-Betreiber sowie Vereine und Verbände, sind sehr an einer vernünftigen Ausbildung ihrer Mitarbeiter interessiert und bieten entweder eigene Schulungen zu unterschiedlichen Themen an oder beteiligen sich an Aus- und Weiterbildungen. Fragen Sie Ihren Chef doch mal!

Zeugnisse und Trainerscheine

Ein ganz wichtiger Punkt am Schluß dieses Kapitels: Lassen Sie sich von allen Ausbildungen, Fortbildungen, Seminaren, Workshops und ähnlichem zumindest Teilnahmebescheinigungen ausstellen. Besser sind natürlich in jedem Fall Zeugnisse, Diplome, Zertifikate oder Trainerscheine, idealerweise mit offizieller Anerkennung. Wählen Sie bei den zum Teil recht teuren Ausbildungen eher diejenigen aus, die ein (offiziell) anerkanntes Zeugnis bieten. Es ist von Vorteil, wenn der Verband oder die Organisation national oder sogar international bekannt und anerkannt ist. Sie erreichen so eine höhere Akzeptanz Ihrer Ausbildung.

Wenn Sie längere Zeit bei einem Arbeitgeber (Krankenkasse, Universität, Verein, Fitneßcenter o.ä.) regelmäßig beschäftigt waren, haben Sie ein Recht auf ein Zeugnis, in denen Ihre Aufgaben detailliert beschrieben sind und Ihre Leistungen bewertet werden. Auch bei kurzen Anstellungen sind fast alle Arbeitgeber bereit, eine kurze Bescheinigung als Nachweis auszustellen. Gerade bei nebenberuflichen Tätigkeiten sind solche Nachweise extrem wichtig, weil man sonst plötzlich viele »weiße Flecken« in seinem Lebenslauf hat.

Eine nebenberufliche, studienbegleitende oder kurzzeitige Anstellung oder Tätigkeit wird bei Vorstellungsgesprächen immer höher bewertet als Phasen des fröhlichen Nichtstuns. Sie können mit diesen Belegen auch häufig die für viele Ausbildungen empfohlenen oder vorgeschriebenen Praxiserfahrungen nachweisen.

*

6. Ausstattung

Wenn Sie sich in einem Beruf selbständig machen, brauchen Sie immer auch eine Grundausstattung. Einen wesentlichen Teil dieser »Ausstattung« haben wir bereits im vorigen Kapitel besprochen: Ihre Qualifikation. Obwohl ich am liebsten gar nicht mehr damit aufhören möchte, die Wichtigkeit dieses Punktes zu betonen, gibt es doch noch eine paar andere Kleinigkeiten, die Ihnen das Leben leichter und die Arbeit überschaubarer und wirkungsvoller machen. Ob, wie und in welcher Reihenfolge Sie diese Dinge benötigen und gegebenenfalls anschaffen, liegt an Ihrem Geldbeutel und Ihren Einsatzmöglichkeiten. Ich möchte Ihnen daher an dieser Stelle aufzeigen, welche Geräte und Hilfsmittel ich mittlerweile nicht mehr missen möchte und wie ich Sie einsetze.

Kundenordner

Sie sollten sich vom ersten Tag an daran gewöhnen, Ihre Kunden systematisch zu verwalten. Legen Sie sich einen Ordner an, den Sie mit transparenten Prospekthüllen füllen. In die ersten Prospekthüllen können Sie Ihre Vordrucke ordnen. Kopieren Sie jeden Vordruck fünf- bis zehnmal und sortieren Sie diese dann in einer sinnvollen Reihenfolge. Danach legen Sie ein Zwischenblatt mit Register ein. Hinter diesem Zwischenblatt beginnt Ihr Kundenordner. Beginnen Sie mit einer Übersicht, in der Sie Name, Rufnummer des Kunden, eventuelle Besonderheiten und den Trainingsbeginn notieren.

Anschließend legen Sie sich zu jedem Kunden eine oder mehrere Prospekthüllen an, in denen Sie alle Vordrucke wie Stammblatt, sämtliche Testergebnisse und Trainingspläne sowie die Fotos des Kunden aufbewahren. Sorgen Sie auch hier für Ordnung und Übersichtlichkeit, wenn Sie nicht unprofessionell erscheinen wollen. Nach den Kundenordnern können Sie noch einige wichtige Dinge einheften, wie etwa die Beschreibung

Beispiel für ein Deckblatt im Kunden-Ordner

Kundenübersicht			
Name	Telefonnummer	Trainingsbeginn	Besonderheiten

und Auswertung für den Fettkaliper oder Prospekte der Fitneßcenter, mit denen Sie bevorzugt zusammenarbeiten. Wenn Sie viele Kunden verwalten, sollten Sie der Übersichtlichkeit wegen mehrere Ordner führen. Sie können diese nach dem Geschlecht des Kunden oder nach Eintrittsjahr oder -quartal ordnen. Achten Sie aber darauf, daß Sie bei Außenterminen (Training, Hausbesuch o.ä.) immer den (die) richtigen Ordner dabei haben. Wenn Sie mit einem Laptop-Computer arbeiten, haben Sie natürlich immer alles dabei. Damit komme ich auch gleich zum zweiten wichtigen Hilfsmittel, dem Personal Computer.

Computer

So oft ich ihn auch verfluche, so wenig möchte ich ihn missen: den Rechenknecht. Sicherlich eine größere Anschaffung, aber für mich hat sie sich vom ersten Tag an bezahlt gemacht (oder haben Sie wirklich gedacht, ich hätte meine Bücher auf einer klapprigen Schreibmaschine geschrieben?). Womit wir schon beim ersten wichtigen Programm sind, der Textverarbeitung. Sie brauchen ein gutes Textverarbeitungsprogramm, um Ihren gesamten Schriftverkehr zeitsparend zu bewältigen. Außerdem kön-

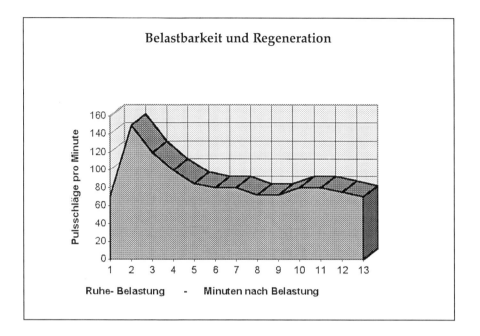

nen Sie alle Rundschreiben, Trainingspläne, Ernährungsvordrucke, Rezepte, Fragebögen etc. mit der Textverarbeitung erstellen und speichern. Unterschätzen Sie diesen Punkt nicht. Speichern Sie vom ersten Tag an alles doppelt und dreifach und verwahren Sie alles, was Sie sich in mühevoller Kleinarbeit aus den Fingerspitzen holen, sorgsam auf. Im Nu haben Sie einen Grundstock an Formularen, Texten, Textfragmenten, die Sie vielfältig einsetzen können, etwa wenn Sie Vorträge vorbereiten, Kunden Informationen mitgeben möchten, selber ein Buch schreiben wollen...

Denken Sie auch an alle Rundschreiben, Anschreiben, an Visitenkarten und ähnliches, was Sie mit einer leistungsfähigen Textverarbeitung kreieren. Noch ein Wort zu Visitenkarten. Eventuell sollten Sie diese besser in einer Druckerei fertigen lassen; wenn Sie nicht gleichzeitig in einen guten Drucker investieren, wirken Ihre Geschäftskarten schnell unseriös.

Des weiteren brauchen Sie eine Datenbank zur Kunden- und Adressenverwaltung. Es gibt nützliche Adressenverwaltungen, die handelsüblichen Timeplanern sehr ähnlich sind und gleichzeitig eine perfekte Terminplanung und vieles mehr anbieten. Ihre Kundenverwaltung können Sie auch mit selbstgestalteten Formularen in der Textverarbeitung durchführen. Mit Programmen wie Excel© oder Lotus 123© können Sie die Fortschritte Ihrer Kunden in Tabellen eingeben und daraus ohne große Mühe übersichtliche Diagramme erstellen (z.b. das Diagramm »Belastung und Regeneration« auf der vorangegangenen Seite). Ein ganz wichtiger Punkt zur Motivation des Kunden! Außerdem ist ein solches Programm sehr nützlich zur Auswertung des Ausdauertests. Ich habe zu Beginn die Pulsfrequenzkurve von Hand in ein einfaches Formular eingetragen, seitdem ich diese Kurve in Microsoft Excel© bearbeite, sieht sie wesentlich professioneller aus.

Neben diesen nützlichen Programmen gibt es auch unterschiedliche Finanzbuchhaltungs- und Steuerprogramme, auf die ich an dieser Stelle nicht näher eingehen möchte. Bedenken Sie, daß sowohl Selbständige als auch Freiberufler eine ordentliche Buchführung brauchen. Besonders interessant sind Lohnsteuerprogramme, welche die Hilfe eines Steuerberaters ersetzen können. Sie können Ihren Computer auch so ausrüsten, daß Sie ihn als Fax und Anrufbeantworter benutzen können. E-Mail und Internet-Zugangsmöglichkeiten sind empfehlenswert, wenn Sie an aktuellen wissenschaftlichen oder wirtschaftlichen Informationen aus der ganzen Welt interessiert sind oder wenn Sie Ihre Bankgeschäfte per Computer von Zuhause aus tätigen wollen.

Waage

Eine handelsübliche Personenwaage reicht für unsere Zwecke völlig aus. Selbst preiswerte Geräte sind derart genau, daß man sie für professionelle Zwecke einsetzen kann. Sie sollten lediglich darauf achten, daß die Waage auf festem Boden steht (kein Teppichboden).

Wiegen Sie Ihre Kunden in leichter Trainings- oder Badekleidung und ohne Schuhe. Lesen Sie das Gewicht selber von der Waage ab – manche Menschen neigen zum Schummeln. Versuchen Sie, die beiden Wiegetermine am Anfang und am Ende des Trainingszeitraums etwa auf die gleiche Uhrzeit zu legen.

Benutzen Sie für beide Messungen dieselbe Waage. Von Gerät zu Gerät kann es schon mal Abweichungen geben. Es gibt neuerdings auch Waagen, mit denen Sie nicht nur das Gewicht bestimmen können, sondern gleichzeitig über das Impedanz-Verfahren (näher erläutert in Kapitel 7) die

Körperzusammensetzung ermitteln können. Diese Waagen haben zwei Kontaktflächen, die Sie mit nackten Füßen betreten müssen. Während des Wiegens läuft über diese Kontakte ein schwacher Strom durch den Körper. Die Waage mißt dabei den elektrischen Widerstand im Körper und errechnet daraus den Wasser- und den Fettgehalt des Körpers. Nach ersten Untersuchungen kann ich hier schon feststellen, daß die Waage in der Einstellung »Standard« eher etwas zuviel Körperfett ausweist, während in der Einstellung »Sportler« die Werte etwas zu niedrig ausfallen. Dies gilt aber nur für die absoluten Werte.

Wenn Sie den Verlauf der körperlichen Entwicklung, etwa in einer dreimonatigen Privat-Trainings-Periode überwachen wollen, erweist sich das beschriebene Gerät als zuverlässig. Leider ist diese kombinierte Impedanz-Waage noch recht teuer (circa DM 4.500,-). In naher Zukunft kommen aber sicher noch Mitbewerber mit ähnlichen Geräten auf den Markt, so daß es zwangsläufig zu einem Preisverfall kommen wird. Außerdem ist damit zu rechnen, daß die Berechnungsgrundlagen überarbeitet werden und somit die Messung präziser wird.

Maßband

Ein weiteres wichtiges Hilfsmittel ist ein möglichst genaues und hochwertiges Maßband. Mit dem Maßband können Sie die Umfänge verschiedener Körperpartien messen und so einen Eindruck über die zu erwartenden körperlichen Veränderungen Ihrer Kunden gewinnen. Sie haben die Möglichkeit, zu überprüfen, ob Ihr Kunde Körperfett verliert und Muskulatur aufbaut, und Sie können diese körperteilspezifischen Informationen als Feedback für Ihre eingesetzten Maßnahmen benutzen.

Messen Sie zu Beginn und am Ende einer Privat-Trainings-Periode den Hüft-, Bauch- und Taillenumfang Ihrer Kunden. An diesen Stellen findet kein nennenswerter Aufbau an Muskelmasse statt, daher sind sie gute Indikatoren für den Körperfettanteil. An den Oberarmen, Oberschenkeln und Waden hingegen kann man leicht Muskelzuwächse nachmessen, ebenso wie am Brustkorb. Aber seien Sie vorsichtig! Messen Sie immer alle Stellen nach! Gerade wenn sich das Körpergewicht Ihres Kunden nicht verändert hat oder er während der Trainingsperiode aufgrund des ungewohnten körperlichen Trainings und dem damit verbundenen Aufbaureiz auf die Muskulatur sogar leicht an Gewicht zugenommen haben sollte, ist eine genaue Analyse der Meßergebnisse besonders wichtig.

Sollten die Umfänge über dem Beckenkamm, am Bauch und an der schmalsten Stelle der Taille abgenommen haben und gleichzeitig die Umfänge an Bizeps, Oberschenkel, Brustkorb und am Unterschenkel zugenommen haben, können Sie diese Meßergebnisse wie folgt interpretieren: Der Kunde hat Unterhautfettgewebe verloren und an aktiver Masse (Muskulatur) zugenommen. Ihre Maßnahmen zeigen den gewünschten Erfolg.

Sollten die Umfänge über dem Beckenkamm, am Bauch und an der schmalsten Stelle der Taille unverändert sein und gleichzeitig die Umfänge an Bizeps, Oberschenkel, Brustkorb und am Unterschenkel zugenommen haben, können Sie diese Meßergebnisse wie folgt interpretieren: Der Kunde hat zwar kein Unterhautfettgewebe verloren, aber an aktiver Masse zugenommen. Steigern Sie in diesem Fall den Umfang des aeroben Ausdauertrainings und untersuchen Sie das Eßverhalten des Kunden.

Sollten die Umfänge über dem Beckenkamm, am Bauch, an der schmalsten Stelle der Taille und gleichzeitig an Bizeps, Oberschenkel, Brustkorb und am Unterschenkel zugenommen haben, können Sie diese Meßergebnisse wie folgt interpretieren: Der Kunde hat kein Unterhautfettgewebe verloren und entweder nicht oder nur wenig an aktiver Masse (Muskulatur) zugenommen. Sie sollten sich in diesem Falle Gedanken über die Wirksamkeit der vorgeschlagenen Trainingsprogramme machen, deren korrekte Durchführung kontrollieren und das Eßverhalten des Kunden unter die Lupe nehmen.

Bitte achten Sie immer darauf, möglichst präzise und nachvollziehbar zu messen. Es nutzt weder Ihnen noch Ihren Kunden, wenn Sie bei der zweiten Messung nicht genau die gleiche Stelle messen wie bei der ersten. Gewöhnen Sie sich an ein bestimmtes einheitliches Verfahren und versuchen Sie dieses von Mal zu Mal möglichst genau zu wiederholen. Die Ergebnisse der Messungen halten Sie im Kundenstammblatt fest.

Nutzen Sie die Ergebnisse der Messungen, um korrigierend in das Trainingsprogramm einzugreifen. Im ersten Beispiel brauchen Sie nicht einzugreifen. Alles verläuft optimal. Im zweiten Beispiel ist das Muskelaufbautraining erfolgreich. Sie können nun warten, bis der Kunde durch den erhöhten Grundumsatz mehr Fett verbrennt (mehr Muskeln brauchen auch mehr Energie, selbst im Ruhezustand), oder Sie »verordnen« zusätzlich mehr aerobes Ausdauertraining, um gezielt die Fettverbrennung zu intensivieren. Wenn die Ergebnisse mit Beispiel 3 übereinstimmen, müssen Sie unbedingt die Ernährungsgewohnheiten des Kunden überprüfen und zusätzlich das aerobe Training und das Muskelaufbautraining intensivieren. Machen Sie in diesem Fall unbedingt eine Körperfettmessung.

Fettkaliper
Wenn Sie mit neuen oder übergewichtigen Kunden zusammenarbeiten, sollten Sie möglichst präzise Körperfettmessungen vornehmen, um einerseits die tatsächliche Körperzusammensetzung besser bestimmen zu können und andererseits den Erfolg Ihrer Maßnahmen sowohl erfassen als auch dokumentieren zu können. Gerade bei Übergewichtigen ist die Waage oft das Ein und Alles, und das, obwohl die Waage gar keine Auskunft über die Körperzusammensetzung geben kann, sondern nur das Gesamtgewicht mißt. Wenn Sie sich vor Augen halten, daß Muskelgewebe erheblich dichter und damit auch schwerer ist als Fettgewebe (1 Kg Muskelgewebe hat ein geringeres Volumen als 1 Kg Fettgewebe), können Sie sich vielleicht vorstellen, was passiert, wenn Ihr Kunde aufgrund der ungewohnten sportlichen Betätigung Muskeln aufbaut, während er Fett abbaut. Richtig, auf der Waage verändert sich gar nichts. Oder Ihr Kunde wird sogar, wenn er gute Voraussetzungen für Muskelaufbau mitbringt oder früher einmal bereits über trainierte Muskulatur verfügt hat, schwerer. Ich hatte dieses Problem bereits mehrfach.

Gabi war so eine Kundin. Eigentlich war sie nicht richtig übergewichtig, sondern eher durchschnittlich gebaut. Da sie aber vor Jahren aktiv Triathlon betrieben hatte, konnte sie sich nie so richtig an das überschüssige Körperfett gewöhnen, das sie nach Beendigung ihrer sportlichen Laufbahn an Bauch, Po und Oberschenkeln angesammelt hat. Wie viele andere Menschen hatte sie bereits mehrere Hungerkuren hinter sich, mit dem Ergebnis, daß es ihr immer schwerer fiel, ihr Gewicht zu halten oder gar abzunehmen.

Ich erklärte ihr daher ganz genau die Zusammenhänge zwischen Nahrungsaufnahme, Sport, Ausdauertraining, Muskelaufbau, Stoffwechsel und ging auch auf die kontraproduktiven Auswirkungen von Hungerkuren ein. Sie fand meine Ausführungen (die Sie in meinen beiden ersten Büchern ganz genau nachlesen können) einleuchtend und folgte sowohl meinen Trainingsprogrammen, als auch meinen Ernährungsempfehlungen. Bei der Eingangsuntersuchung maß ich mit dem Kaliper einen Körperfettgehalt von 34 Prozent. Ihr Körpergewicht betrug zu dieser Zeit 67,5 Kilo.

Drei Monate später folgte die (vorläufige) Abschlußuntersuchung. Gabi hatte mich bereits in den letzten vier Wochen des öfteren nervös darauf angesprochen, daß sich ihr Gewicht nicht nennenswert veränderte. Ich konnte sie aber immer beruhigen und überredete sie auch, exakt weiter dem Programm zu folgen. Als sie beim abschließenden Wiegen 65 Kilo wog, wollte sie zuerst ihrer Enttäuschung lautstark Luft machen. Mit ein wenig Mühe konnte ich sie überreden, die Resultate der Fettmessung abzuwarten. Das Ergebnis überzeugte sie völlig: Ihr Körperfettanteil war um circa fünf Prozent auf 29 Prozent gefallen.

Was bedeuten diese Prozentzahlen? Ganz einfach. Gabi hatte bei der ersten Messung etwa 23 Kilo Fett über den Körper verteilt. Bei der zweiten Messung waren es nur noch etwa 19 Kilo. Außerdem hatte sie 2 Kilo Gewicht verloren, macht zusammen 6 Kilo Fett weniger. Ein respektables Ergebnis für eine Ernährungsumstellung (nicht Einschränkung!) und drei Monate leichtes Ausdauer- und Muskelaufbautraining. Wenn man sich jetzt vor Augen hält, daß Gabis Muskulatur deutlich gewachsen war (was die Fotos, die Umfangmessungen an Armen und Schultern und die deutlich verbesserten Kraftleistungen eindrucksvoll bewiesen), kann man fast von einer totalen »Umschichtung« sprechen. Gabi war wieder in einer guten körperlichen Verfassung, ihr Stoffwechsel arbeitete effizienter und sie fühlte sich leistungsfähiger. Natürlich lassen sich solche Erfolge nicht bei jedem verwirklichen. Bei Gabi hat ganz entscheidend geholfen, daß sie schon einmal in körperlicher Topform war. Ihre Muskelzellen hatten diese Information gespeichert, daher brauchte sie nur etwa die Hälfte der Zeit, die eine untrainierte Person gebraucht hätte, um gleichwertige Ergebnisse zu erzielen. Was hätte ich in diesem und in vielen anderen Fällen ohne den Fettkaliper oder eine andere Meßmöglichkeit gemacht? Vielleicht hätte ich anhand der Fotos die Entwicklung belegen können, aber viele Menschen sind es nicht gewohnt, den Körper, und schon gar nicht den eigenen, unter derart professionellen Gesichtspunkten zu betrachten. Fettmessungen sind auch in vielen Fitneß-Studios möglich. Wenn Sie ungern mit dem Kaliper arbeiten und sich keines der teureren, elektrischen Geräte leisten können, sollten Sie nach einem Fitneßcenter oder einer Arztpraxis suchen, die Fettanalysen anbieten. Die Servicestellen einiger Krankenkassen und Ernährungsberatungen bieten ebenfalls Fettmessungen an.

Pulsmesser
Die Messung der Herzfrequenz (Puls) ist in zweierlei Hinsicht wichtig. Zum einen gibt die Messung des Ruhepulses Aufschluß über die körperliche Fitneß. Je niedriger der Ruhepuls ist, desto ausdauertrainierter ist ein Mensch (von Leuten mit einem krankhaft langsamen Pulsschlag einmal abgesehen, aber dieser Zustand kommt nur sehr selten vor). Kraft- oder Muskelaufbautraining hat langfristig auch einen leicht ruhepulssenkenden Effekt. Aber nur ausdauertrainierte Menschen erreichen wirklich niedrige Ruhepulse von 40 Schlägen pro Minute oder darunter.

Das Sinken des Ruhepulses ist ein Zeichen für eine positive Anpassung des Herzens an das sportliche Training. Das Herz kann dann pro Kontraktion (Herzschlag) mehr Blut durch den Körper schicken als vorher. Bei gleicher Belastung arbeitet das Herz effizienter, ähnlich wie ein Motor mit großem Hubraum und hoher Leistung. Den Ruhepuls mißt man morgens nach dem Aufwachen, aber vor dem Aufstehen oder nach einer mindestens zehnminütigen Ruhepause im Liegen.

Der zweite wichtige Aspekt der Pulsmessung ist die Trainingssteuerung. Mit zunehmender Belastung steigt der Puls vom Ruhepuls bis zum Maximalpuls. Für den Maximalpuls gilt die allgemeine Formel: 220 minus Lebensalter = Maximalpuls. Für unterschiedliche Trainingsziele, wie etwa das Fettabbautraining oder das Intervalltraining, ist der Puls ein wichtiger Kontrollfaktor. Da das Fettabbautraining immer im aeroben Bereich stattfinden muß, empfiehlt sich hier eine Pulskontrolle. Die meisten Menschen fühlen sich oft beim Ausdauertraining subjektiv noch lange nicht ausbelastet, haben aber den rein aeroben Trainingsbereich schon längst verlassen. Für ein allgemeines Ausdauertraining gilt bekanntlich die Formel: 180 minus Lebensalter = Belastungspuls. Für das Fettabbautraining im aeroben Bereich wandelt man diese Formel folgendermaßen ab: 70 Prozent von (180 minus Lebensalter) = aerober Trainingspuls.

Natürlich müssen Sie diese Formel dem individuellen Trainingszustand Ihres Kunden anpassen. Von der manuellen Pulsmessung würde ich für den professionellen Einsatz abraten (und Sie wollen doch einen professionellen Eindruck hinterlassen, oder?). Sie ist zu ungenau und bringt vor allem während der sportlichen Betätigung mehr Probleme als verwertbare Informationen. Viele Trainingsgeräte für das Ausdauertraining haben bereits einen Pulsmesser eingebaut. Für das Training im Freien oder außerhalb eines Fitnesscenters rate ich Ihnen zur Anschaffung eines mobilen Pulsmessers mit Brustgurtsensor.

Diese Geräte haben sich im Trainingsalltag bewährt und verfügen teilweise sogar über Speichermöglichkeiten und eine Computerschnittstelle, was Ihnen ermöglicht, die Auswertung der erhobenen Daten in Ruhe zu Hause vorzunehmen und bequem am Computer zu bearbeiten. Häufig gewöhnen sich die Kunden auch schnell an die komfortable Trainingssteuerung mit dem Pulsmeßgerät und äußern den Wunsch nach einem eigenen Pulsmesser. Für diesen Fall sollten Sie einige Angebote parat haben.

Es gibt diese Geräte in vielen Ausführungen und Preislagen. Armbanduhren mit Sensorfeldern, auf die der Daumen oder ein anderer Finger aufgelegt werden muß, messen vergleichsweise ungenau. Für das gleiche Geld bekommen Sie im Fahrradgeschäft schon Fahrradtachos mit Herzfrequenzmessung über einen Brustgurt. Der Fahrradtacho ist klein und läßt sich sowohl in der Fahrradhalterung einklicken wie auch in ein spezielles Armband. Meiner Meinung nach haben diese Geräte das beste Preis/Leistungs-Verhältnis. Es gibt noch andere Firmen, die Pulsmesser mit Brustgurtsensoren anbieten, aber leider sind diese Geräte deutlich teurer, obwohl sie oft wesentliche Funktionen wie Datum, Uhrzeit, Wecker und Stoppuhr vermissen lassen oder nicht als Fahrradtacho einsetzbar sind.

Achten Sie im Interesse Ihrer Kunden auf ein gutes Preis/Leistungsverhältnis, wenn Sie Pulsmeßgeräte in Ihr Verkaufsprogramm aufnehmen. Sie können auch anbieten, gegen einen kleinen Obulus die Computerauswertung zu übernehmen. So braucht nicht jeder Kunde, der einen Pulsmesser mit Schnittstellenanschluß hat, die passende Schnittstelle und einen Computer. Außerdem hat der Kunde wieder einen Grund mehr, Sie zu kontaktieren! Die Messung von Hand ist zwar sehr preiswert, aber dafür häufig ungenau und schwierig. Wenn Sie beim Eingangs- und Abschlußtest mit einem Pulsmesser arbeiten und dem Kunden auch ein pulsgesteuertes Training empfehlen, können Sie eventuell den Verkauf von Pulsmessern mit in Ihr Programm aufnehmen und so ein paar Mark zusätzlich verdienen.

Kamera

Eine Fotokamera ist wichtig, damit Sie »Vorher-Nachher-Bilder«, jeweils zu Beginn und zum Ende einer Privat-Trainings-Periode, aufnehmen können. Diese Fotos dienen als Motivation für den Kunden, weil sie Erfolge, die man durch den langsamen Fortschritt nicht wahrnimmt, sichtbar machen. Sie brauchen diese Bilder nicht nur, um sich gegebenenfalls rechtfertigen zu können, sondern auch, um sich ein genaues Bild über die körperliche Verfassung Ihres Kunden machen zu können. Die Problematik »Muskelaufbau contra Fettabbau« habe ich unter der Überschrift Kaliper schon genau erläutert.

Fotografieren Sie Ihre Kunden zu Anfang des Programmes und dann in regelmäßigen Abständen, etwa alle drei Monate. Informieren Sie die Kunden vor dem Fototermin, daß sie eine Badehose oder einen Bikini mitbringen sollen. Suchen Sie sich einen möglichst neutralen Hintergrund aus. Eine weiß gestrichene Wand oder ein heller Vorhang ist optimal.

Achten Sie darauf, das Sie immer mehrere Bilder aus verschiedenen Blickwinkeln aufnehmen. Sie sollten sich auch hier eine Routine angewöhnen, damit Sie immer mit dem gleichen Objektiv und aus dem gleichen Abstand zum Kunden arbeiten. Die Bilder sollten möglichst neutral und vergleichbar sein. Vermeiden Sie daher extreme Perspektiven und wilde Posen. Versehen Sie die Bilder immer gleich mit einer Datumsangabe und legen Sie diese im entsprechenden Kundenordner ab.

Die Fotos zeigen Ihnen und Ihrem Kunden objektiv, welchen Erfolg das Programm bringt. Wenn Sie beeindruckende Erfolge bei Ihren Kunden erzielen, bieten sich hervorragende Werbemöglichkeiten mit den Vorher-Nachher-Bildern. Nichts überzeugt einen neuen Kunden schneller von Ihren Fähigkeiten als Belege für Ihren Erfolg.

Natürlich müssen Sie sich unbedingt das Einverständnis des abgebildeten Kunden einholen, bevor Sie seine Bilder herumzeigen oder veröffentlichen. Jeder Mensch hat das Recht am eigenen Bild, vor allem, wenn er in einer Art abgebildet ist, die ihm eventuell unangenehm ist. Auf der gegenüberliegenden Seite finden Sie zwei Vordrucke für eine sogenannte Freigabebescheinigung, auch »Model-Release-Vertrag« genannt. Die abgebildete Person erlaubt Ihnen damit, die Fotos entweder kostenlos (in diesem Fall »DM 0,00« eintragen) oder gegen eine Gebühr (entweder eine einmalige Zahlung, oder eine prozentuale Gewinnbeteiligung) zu verwenden. Durch Streichen einiger Verwendungsarten kann die Erlaubnis zur Nutzung der Bilder eingeschränkt werden, zum Beispiel ausdrücklich nur für den Gebrauch in Ihrem Sprechzimmer, ohne jede Veröffentlichung.

Seien Sie bitte in diesen Punkten gleichermaßen fair, wie vorsichtig. Wenn Sie Bilder von anderen Menschen ohne deren Einverständnis veröffentlichen, etwa in Artikeln oder zu Werbezwecken, können Sie mit saftigen Schadensersatzforderungen rechnen. Grundsätzlich biete ich meinen Kunden an, die Fotos sowohl unter 100-prozentiger Diskretion aufzubewahren, als auch, diese nach Beendigung der Zusammenarbeit vollständig auszuhändigen.

Telefon
Vermutlich haben Sie bereits ein Telefon. Sie sollten sich aber zweimal überlegen, ob Sie diesen privaten Anschluß auch für Ihre berufliche Tätigkeit nutzen wollen. Es gibt dabei zwei Probleme. Das kleinere ist die steuerliche Abrechnung der geschäftlich anfallenden Gebühreneinheiten. Dieses Problem können Sie lösen, indem Sie sich von der Telefongesellschaft eine detaillierte Abrechnung (Einzelgesprächsnachweis) ausdrucken lassen. Das andere Problem betrifft Ihre Privatsphäre. Nicht nur, daß Ihre Kunden Sie eventuell zu jeder Tages- und Nachtzeit anrufen wollen, obwohl Sie vielleicht zu bestimmten Zeiten lieber ungestört wären.

Es kann auch vorkommen, daß Ihre Nummer, die durch Ihre Werbemaßnahmen möglicherweise allgemein bekannt ist, allerhand andere Leute dazu verleitet, jedweden groben Unfug mit Ihnen zu treiben. Wun-

> **Formular für eine Bildfreigabe**
>
> **Model-Release**
>
> Hiermit erteile ich
>
> _____
> (Vorname, Name)
>
> dem Fotografen
> gegen das Honorar von _____ DM /
> die prozentuale Beteiligung von _____ % aller Erlöse abzgl. Kosten *
> verbindlich die Freigabe zur Verwendung der unten genannten Bilder, auf denen ich abgebildet bin. Diese Freigabe bezieht sich auf alle Verwendungsarten, wie:
> Verkauf, Abdruck und/oder Verwendung durch den Fotografen oder durch ihn Bevollmächtigte wie Agenturen, Kunden oder periodische oder andere Veröffentlichungen in allen Formen und Medien und auf alle Arten, einschließlich Werbung, Handel, Vorführung, Leitartikel, Kunst und Ausstellungen *.
>
> Mit dieser Zusage befreie ich den Fotografen, seine Ernannten und Bevollmächtigten von jeglicher Haftung für mögliche Verletzung von Persönlichkeits- oder Eigentumsrechten, die ich in Verbindung mit Verkauf, Abdruck oder Verwendung der unten genannten Aufnahmen habe.
>
> Ich habe das 18. Lebensjahr vollendet.
> (Bei Minderjährigen gilt die Unterschrift des Erziehungsberechtigten)
>
> * (Nichtzutreffendes bitte streichen)
>
> | Aufnahmen(n): | |
> |---|---|
> | 1. | 2. |
> | 3. | 4. |
> | 5. | 6. |
>
> _____ _____
> Ort, Datum   Unterschrift

dern Sie sich nicht, wenn plötzlich Ihnen bis dahin völlig unbekannte Firmen anrufen und Ihnen lauter uninteressante Angebote unterbreiten. Oder wenn Sie plötzlich kleine Kinder, Dauerstöhner oder ewige Schweiger in der Leitung haben. Mit einem zweiten Anschluß umgehen Sie beide Probleme. Wenn Sie einen vollen Terminkalender haben, von Kunde zu Kunde eilen oder einen Kurs nach dem anderen geben (leider jeden in einem anderen Studio), sollten Sie vielleicht über die Anschaffung eines Mobiltelefons nachdenken. Fast alle Anbieter offerieren auch eine integrierte Mailboxoption (Anrufbeantworter), so das Sie praktisch immer erreichbar sind, auch wenn Sie nicht selber an das Telefon gehen können oder wollen. Unterschätzen Sie nicht die Wichtigkeit dieses Aspektes. Es wird wahrscheinlich ein paar Jahre dauern, bis Sie so gefragt sind, daß man mehr als dreimal vergeblich bei Ihnen anruft. Außerdem gibt Ihnen ein Handy die Möglichkeit einer kurzfristigen Absage, etwa wenn Sie im Stau stehen oder irgend etwas anderes dazwischen kommt. Auch dieser Aspekt ist sehr wichtig. Die wenigsten Kunden möchten unnötig auf Sie warten.

Anrufbeantworter

Wie oben schon erwähnt, ist natürlich auch bei einem stationären Anschluß der Anrufbeantworter zwecks Erreichbarkeit bzw. Abschaltbarkeit derselben ein wichtiges Utensil. Sie werden bei Ihrer neuen Tätigkeit viel unterwegs sein und müssen sich auch in der Zeitplanung oft nach den individuellen Bedürfnissen der Kunden richten. Carsten etwa trifft mit dem Sänger immer kurzfristige Verabredungen, wenn die beiden tags darauf zusammen trainieren wollen. Mit Fahrzeiten, Training, einer kleinen Erfrischung und einem Gespräch nach dem Training vergehen so schnell vier bis sechs Stunden, bevor Carsten wieder Zuhause ist. Auf der anderen Seite will oder kann man aber auch nicht immer persönlich erreichbar sein. Wenn ich das erste Gespräch mit einem neuen Kunden habe, gerade die Eingangs- oder Abschlußuntersuchung mache oder mit einem Kunden Badminton spiele, bin ich weder stationär noch mobil zu erreichen. In dieser Zeit übernimmt der Anrufbeantworter die Kundenbetreuung.

Noch ein paar Tips: Vermeiden Sie zu originelle oder zu ausführliche Ansagen. Ihr Name, die Frage nach dem Namen des Anrufers, am Besten ergänzt durch Uhrzeit und Grund des Anrufes und die Bitte, eine Nachricht zu hinterlassen, reichen völlig aus. Für musikalische Effekte ist das Telefonnetz qualitativ zu unattraktiv, und auch der beste Gag verliert beim fünften Mal ein wenig von seiner Originalität.

Ganz wichtig: Rufen Sie immer so schnell wie möglich zurück. Wenn ein Kunde nach der dritten Nachricht auf Ihrem Anrufbeantworter noch immer keine Antwort erhält, hat er nicht unbedingt das Gefühl, daß Sie Interesse haben, mit ihm zusammenzuarbeiten.

Büro/Sprechzimmer

Wenn Sie die Möglichkeit haben, ohne große zusätzliche Kosten ein Büro oder Sprechzimmer einzurichten oder mitzubenutzen, empfehle ich Ihnen diese Maßnahme ausdrücklich. Sie erreichen so eine deutliche Zunahme der eigenen Privatsphäre und der Kundenprivatsphäre. Simpel ausgedrückt heißt das, Sie brauchen nicht jedesmal die Wohnung aufzuräumen oder Ihre Familie zum Spazierengehen zu schicken, wenn Sie einen Kunden empfangen. Die meiner Meinung nach wichtige Trennung zwischen Beruf und Privatleben fällt wesentlich leichter, wenn sie bereits von vornherein durch eine räumliche Trennung unterstrichen wird. Ein gut eingerichtetes Arbeitszimmer wirkt darüber hinaus professioneller als die Beratung am Küchentisch; der Kunde hat das Gefühl, es mit einem Profi zu tun zu haben und nicht mit jemandem, der das Privat-Training-Geschäft nur so nebenbei mitnimmt. Sie müssen jetzt aber keinen Innenarchitekten kommen lassen, um Ihr Büro einzurichten.

Ein kleiner Raum mit einem Tisch, einem Bücherregal, zwei Stühlen, der Waage, Ihrem Computer, ein paar Bildern und Ihren Diplomen oder Zertifikaten an den Wänden (eine Wand zum Fotografieren freilassen!) reicht völlig. Prüfen Sie am besten schon vor der Einrichtung, welche Möglichkeiten bestehen, die Einrichtung steuerlich abzusetzen. Wenn etwa das Arbeitszimmer keine direkte Verbindung mit der Wohnung hat, sei es nun in einer Gartenlaube, einem ausgebauten Dach- oder Kellergeschoß oder in einem Anbau mit separatem Eingang, akzeptieren die Finanzämter es als steuerlich absetzbar.

Blutdruckmessgerät

Es gibt preiswerte und handliche Blutdruckmessgeräte für den privaten Gebrauch. Das Messen des Blutdrucks und die Interpretation der Ergebnisse sind für einen praktischen Arzt wichtig. Für den Privat-Trainer bringt es wenig Nutzen. Natürlich können Sie bei Auffälligkeiten in der Krankengeschichte Ihres Kunden den Blutdruck messen. Ein zu niedriger Blutdruck ist normalerweise nicht weiter gefährlich.

Bei erhöhtem Blutdruck hingegen ist größte Vorsicht angebracht. Anstrengendes Gewichtstraining zum Muskelaufbau verbietet sich solange von selber, bis der Arzt die Freigabe dazu erteilt hat oder der Blutdruck wieder auf einem normalen Wert liegt. Das Gleiche gilt für Ausdauertraining im oberen Pulsbereich, etwa Sprints oder Zwischensprints. Ich persönlich benutze kein Blutdruckmessgerät, frage aber stark übergewichtige oder ältere Kunden prinzipiell nach Auffälligkeiten beim Blutdruck.

*

7. Tests und Fragebögen

Anamnese

Der Anamnesebogen ist ein Fragebogen, in dem die Vorgeschichte eines Menschen untersucht wird. Dazu gehören frühere Erkrankungen, Medikamentengebrauch, die Frage nach Verletzungen, nach Drogen- Tabak- und Alkoholkonsum. Mit der sorgfältigen Untersuchung dieser Fragen versuchen Ärzte ihre Patienten und deren Lebensumstände besser kennenzulernen. Da sich auch der Privat-Trainer mit dem Körper, der Ernährung und dem Wohlbefinden seiner Kunden auseinandersetzt, ist er auf diese Informationen ebenso angewiesen.

Der Anamnesebogen dient zusätzlich der Sicherheit von Trainer und Kunden. In einem oberflächlichen Gespräch werden frühere Erkrankungen schnell einmal vergessen oder in ihrer Bedeutung unterschätzt. Um dieses Risiko zu senken und damit sowohl den Kunden und dessen Gesundheit als auch den Privat-Trainer (vor Regreßansprüchen!) zu schützen, empfehle ich zu Beginn einer Zusammenarbeit eine gründliche und schriftliche Auseinandersetzung mit diesem Thema. Der Anamnesebogen muß mit Namen und Vornamen des Trainierenden versehen werden. Die Fragen nach Rückenproblemen, Diabetes, Schwangerschaft, Blutdruck, Schilddrüsenfunktion, Tabak- oder Alkoholkonsum können durch ankreuzen der Ja/Nein Felder beantwortet werden, bei den restlichen Fragen sind Streichungen oder geschriebene Erläuterungen sinnvoll. Ergänzen Sie den Fragebogen entsprechend, wenn Ihr Trainingsprogramm oder Ihr Kundenkreis das notwendig macht. In Kapitel 3 finden Sie ausführliche Kommentare zu den im Anamnesebogen gestellten Fragen. Weitere Probleme, etwa Fragen nach Haltungsschäden, Behinderungen, bei Bedarf nach der ausführlichen Krankengeschichte, Verletzungen, Candida albicans, Stoffwechselstörungen und ähnlichem können Sie im Vorgespräch klären oder ebenfalls im Fragebogen aufnehmen.

Beispielformular für die Anamnese

Anamnese-Bogen Name:	Ja	Nein
Haben Sie Rückenprobleme? Rückenschmerzen? Waren oder sind Sie deswegen in ärztlicher Behandlung? Haben oder hatten Sie einen Bandscheibenvorfall? Sind Sie operiert worden? Wann?		
Haben oder hatten Sie Verspannungen? Waren oder sind Sie in chiropraktischer/orthopädischer Behandlung? Leiden Sie zur Zeit unter gesundheitlichen Problemen? Wenn ja, welcher Art?		
Nehmen Sie Medikamente ein? Wenn ja, welche, wieviel, wie oft?		
Leiden oder litten Sie unter Erkrankungen des Bewegungsapparates (auch Verletzungen, Brüche, etc.)? Wenn ja, welcher Art?		
Sind Sie Diabetiker? Sind Sie schwanger? Haben Sie einen zu hohen/zu niedrigen Blutdruck? Haben Sie eine Schilddrüsenüber- oder unterfunktion? Rauchen Sie? Trinken Sie regelmäßig Alkohol?		

Diskussion von Trainingszielen

Sie sollten immer mit einem Fragebogen zur genauen Formulierung von Trainingszielen für den Privat-Training-Zeitraum arbeiten. Pauschale Aussagen wie: »Ich würde gerne ein bißchen abnehmen.« oder »Ich will jetzt endlich Muskeln aufbauen.« reichen für eine erfolgreiche und zufriedenstellende Zusammenarbeit nicht aus. Die Formulierungen sind zu schwammig, um eine Übereinstimmung zwischen Trainer und Kunden zu garantieren. Besonders wichtig ist in diesem Zusammenhang die Diskussion präziser und realistischer Trainingsziele für den einzelnen Kunden und den gewählten Zeitraum. Wenn Sie Versprechungen machen, die Sie nicht einhalten (können) oder Ihr Kunde eine völlig andere Vorstellung von den besprochenen Trainingszielen hat als Sie, wird es für Sie am Ende des vereinbarten Trainingszeitraums sehr schwierig. Bitte bedenken Sie: Die Zufriedenheit des Kunden steht bei Ihrer Arbeit immer absolut im Vordergrund. Nur ein zufriedener Kunde wird weiterhin Ihr Kunde bleiben.

Legen Sie in diesem Fragebogen genau fest, wieviel Kilo (Pfund) Körpergewicht der Kunde verlieren will, welchen Körperfettgehalt er anstrebt, welche Muskeln aufgebaut und welche Körperpartien lediglich gestrafft, gedehnt oder rehabilitiert werden sollen. Notieren Sie alle erwünschten Trainingsziele, wie Weiten, Höhen, Geschwindigkeiten, Strecken, die ein Kunde zu erreichen wünscht. Aber notieren Sie nicht einfach nur die Äußerung des Kunden. Nutzen Sie die Gelegenheit, korrigierend und mäßigend in die Träume und Wünsche Ihrer Kunden einzugreifen.

Natürlich möchte Heike zehn Kilo abnehmen, und das am liebsten nicht in drei Monaten, sondern in drei Wochen. Auf der Grundlage Ihres Wissens und Ihrer Erfahrungen können Sie solche irrealen Vorstellungen auf ein vernünftiges Maß reduzieren. Sie erklären Heike, daß ein Gewichtsverlust, oder besser gesagt ein Körperfettverlust von zehn Kilo in drei Monaten nur sehr schwer zu realisieren ist und zudem gesundheitlich bedenklich ist, weil er nur mit Mitteln herbeizuführen ist, die hauptsächlich zu einem Verlust von Wasser und aktiver Körpermasse (Muskeln) führen. Sie erklären weiterhin, daß als Folge dieser Maßnahmen der Stoffwechselumsatz drastisch sinken würde, erneutes Zunehmen nahezu zwangsläufig erfolgt und die Diätspirale ihren unheilvollen Gang gehen würde. Nach der Diskussion einigen Sie sich auf eine Gewichtsreduktion von einem Kilo im Monat, also insgesamt drei Kilo in drei Monaten, wobei Sie die zu erwartende Muskelzunahme ebenso erklären wie die Wahrscheinlichkeit, daß ein derartiger Gewichtsverlust nicht nur gesünder, sondern auch langanhaltender ist.

Fragebogen zur Festlegung von Trainingszielen

Trainingsziele für den Zeitraum von: . . bis: . .		
Gewichtsreduktion um		Kilo (Pfund)
Gewichtszunahme um		Kilo (Pfund)
Reduktion des Körperfettgehalts um		Prozent
Verbesserung der Ausdauer um		Prozent
Verbesserung der Beweglichkeit um		Prozent
Verbesserung der Kraft um		Prozent
Verbesserung bei der Übung .... um		Prozent
Verbesserung bei der Übung .... um		Prozent
Verbesserung bei der Übung .... um		Prozent/kg
Verbesserung der Zeit beim .... um		Prozent/min
Verlängerung der Strecke beim .... um		Prozent/m/km

Noch wichtiger ist der zweite Punkt, die Körperfettreduktion. Damit Ihr Kunde sieht, daß er wirklich die unerwünschten Pfunde verliert und nicht etwa Wasser oder Muskulatur, messen Sie zu Anfang und zum Ende der Trainingsperiode den Körperfettgehalt. Je nach Übergewicht und den geplanten Trainingsformen können Sie eine Prognose stellen, wieviel Körperfett der Kunde in drei Monaten verlieren wird. Seien Sie aber vorsichtig. Bleiben Sie realistisch und untertreiben Sie lieber ein wenig anstatt völlig unhaltbare Versprechen und Prognosen abzugeben. Wenn Ihr Kunde nach drei Monaten positiv überrascht ist, weil der Prozentsatz an Kör-

Formular zur Aufnahme von Personendaten

Persönliche Daten (bitte in Blockschrift ausfüllen)	
Name:	
Vorname:	
Straße, Hausnummer:	
PLZ, Wohnort:	
Telefonnummer:	
Geburtsdatum:	

perfett ein oder zwei Prozentpunkte weiter gesunken ist als erwartet, motiviert ihn das einerseits zu weiterem Training und überzeugt ihn andererseits von der Wirksamkeit Ihrer Methoden. Sollten Sie in Ihrer Prognose aber nur geringfügig zu optimistisch gewesen sein, wird der Kunde zwangsläufig enttäuscht sein. Eine weitere Zusammenarbeit ist dann sehr fraglich. Ändern Sie nebenstehenden Fragebogen zu den Trainingszielen entsprechend den Bedürfnissen Ihrer Klientel ab.

Kundenstammblatt

Das Kundenstammblatt (siehe oben) gibt Ihnen eine Übersicht über die wichtigsten persönlichen und sportlichen Daten Ihres Kunden. Wenn Sie darauf achten, daß die Stammblätter immer ordentlich und vollständig ausgefüllt sind, können Sie sich selbst kurz vor einem Termin noch mit einem kurzen Blick auf den Kunden »einarbeiten«. Sie vermitteln so das Gefühl, stets voll im Bilde zu sein und sich individuell um den Kunden zu kümmern. Und genau darauf haben Sie Ihr Geschäft ja aufgebaut.

Die Körpergröße können Sie mit einem Zollstock oder einem Maßband ermitteln. Verlassen Sie sich bitte nicht auf Angaben des Kunden, wenn Sie die Körpergröße als einen Faktor zur Berechnung eines anderen Wertes einsetzen. Einige Computerprogramme benötigen ebenfalls die Körpergröße als einen Wert zur Berechnung anderer Parameter. Wenn Sie die Körpergröße messen, sollte sich der Kunde barfuß mit den Fersen an eine Wand stellen. Bitten Sie ihn, sich mit gerader Körperhaltung an die Wand zu lehnen. Legen Sie ihm nun ein Buch oder ein kleines Brett mit der schmalen Kante (Buchrücken) auf den Kopf. Legen Sie das Buch oder das Brett nun mit der anderen, kurzen Kante ganz an die Wand. So gewährleisten Sie, daß das Buch oder Brett senkrecht zur Wand steht und wirklich die höchste Stelle des Kopfes berührt. Markieren Sie nun den tiefsten Punkt, an dem der Gegenstand die Wand berührt, und messen Sie von dort aus den Abstand zum Boden. Sie brauchen die Körperhöhe nur zu Beginn der Zusammenarbeit mit dem Kunden zu messen, weil sie sich während des Training vermutlich nicht deutlich ändern wird, es sei den, Sie arbeiten an der Korrektur von mittleren bis schweren Haltungsschäden. Selbstverständlich können Sie sich für die Einrichtung Ihres Büros oder Arbeitszimmers auch ein professionelles Gerät zum Messen der Körperhöhe anschaffen. Meistens bestehen diese Geräte aus einer Schiene mit Maßangaben, die senkrecht an die Wand geschraubt werden muß. Nehmen Sie ruhig eine einfache Ausführung. Die Anschaffung eines hochpräzisen Gerätes aus dem Medizinfachhandel macht sich nicht bezahlt.

Messen des Körpergewichts

Das Körpergewicht des Kunden ermitteln Sie mit einer Waage. Benutzen Sie für die Messungen am Anfang und am Ende des Trainingszeitraums dieselbe Waage, weil einzelne Geräte, auch solche gleichen Typs, schon mal voneinander abweichen. Wiegen Sie Ihre Kunden in Badekleidung oder leichtem Sportdress, ohne Schuhe. Achten Sie darauf, das Sie die Messungen immer etwa zur gleichen Zeit und mit ähnlicher Kleidung ausführen. Erklären Sie ihren Kunden vor dem Wiegen ausführlich, daß die Waage nur das Körpergewicht erfassen kann, nicht aber die Körperzusammensetzung.

Wenn Ihr Kunde durch Ihr Training Körperfett abnimmt und Muskelmasse zunimmt, ist das ein voller Erfolg. Die Waage zeigt dann aber praktisch keine Veränderung. Benutzen Sie die Körperfettmessung, Umfangsmessungen von Armen, Schultern, Brust, Taille und Oberschenkel sowie die Fotos (siehe Kapitel 6: Ausstattung), um dem Kunden seine Erfolge zu dokumentieren und ihn zu motivieren. Die Waage ist zu diesem Zweck denkbar ungeeignet und eher kontraproduktiv.

Tests und Messungen

Maße und Gewichte:	Beginn:	Ende:
Körpergröße (cm):		
Körpergewicht (kg):		
Hautfaltenmessung:		
Trizeps (mm):		
Bauch (mm):		
Hüfte (mm):		
Körperfettgehalt in Prozent:		
Stoffwechseltyp laut Test:		
Umfang Oberarm		
Umfang Oberschenkel		
Umfang Wade		
Umfang Hüfte		
Umfang Bauch		
Umfang Taille		

Messen des Körperfettanteils

Für die Körperfettmessung gibt es unterschiedliche Geräte. Sie können einen sogenannten Kaliper benutzen, den Sie in einer einfachen, aber völlig ausreichenden Ausführung schon für etwa DM 40,- erhalten. Auch hier gibt es wieder teure Alternativen für Ärzte und Kliniken, die aber mit über 1500,- DM zu Buche schlagen können. Von der Anschaffung eines so teuren Gerätes kann ich nur abraten, weil Sie für diese Summe schon elektronische Geräte bekommen, die viele Vorteile haben. Wenn Sie sich für die preiswerte Kalipervariante entscheiden, erhalten Sie mit dem Gerät eine Broschüre, in der das Meßverfahren genau beschrieben wird. Außerdem finden Sie in der Broschüre auch Tabellen, anhand derer Sie von den Meßwerten auf den Gesamtkörperfettgehalt schließen können.

Sie müssen zum Messen an mindestens drei unterschiedlichen Körperpartien (meistens Bauch, Hüfte und Trizeps) eine Hautfalte greifen und das darunterliegende Gewebe abheben. Dieses Verfahren ist schmerzlos und ungefährlich, hat aber den Nachteil, daß Sie einem unbekannten Menschen, der eventuell sowieso Komplexe wegen seines Übergewichtes (egal, ob tatsächlich vorhanden oder nur eingebildet) hat, an Bauch und Hüfte greifen müssen.

Bei stark Übergewichtigen tritt bisweilen daß Problem auf, daß einzelne Hautfalten gar nicht zwischen die Arme der Kaliperzange passen, weil sie dicker als sieben Zentimeter sind. Das ist nicht nur unangenehm für den Kunden, es verhindert auch Ihre Messung. Darüber hinaus braucht man eine gewisse Übung, bis man wirklich eine Hautfalte sauber »abgreifen« kann. Ein verläßliches Gefühl stellt sich erst nach etwa 50 bis 100 Versuchen ein. Und selbst dann ist es wichtig, daß Sie immer die Meßprozedur genau einhalten und exakt die gleichen Stellen messen. Schon eine Verschiebung um wenige Millimeter verfälscht das Ergebnis.

Angenehmer und weniger störungsanfällig ist die Messung mittels elektrischem Widerstand (Impedanz-Verfahren). Bei diesem Verfahren wird am Handrücken und am Fuß des Kunden jeweils eine Klebeelektrode aufgesetzt. Das Gerät mißt den elektrischen Widerstand zwischen den beiden Elektroden (Muskeln, Fett und Wasser leiten den Strom unterschiedlich »gut«; so können die Anteile der verschiedenen Körpergewebe zuverlässig bestimmt werden). Wenn man vorher die Werte für Geschlecht, Körpergröße und Körpergewicht in das entsprechende Computerprogramm eingegeben hat, bekommt man recht genaue Werte für Körperfett, Muskelmasse und Wassergehalt der untersuchten Personen.

Zusätzlich bewertet das Programm den Körperfettgehalt und die Muskelmasse subjektiv. Diese letztgenannten Beurteilungen sollte man mit Vorsicht genießen, weil die zugrunde liegenden Tabellen scheinbar einen Querschnitt durch die Leistungssportriege eines Landes darstellen, d.h. nach meinen Erfahrungen werden die Meßwerte zu schlecht beurteilt. In einem Beispiel habe ich für einen Wert von 45,3 Prozent Muskelmasse (Anteil der Muskelmasse am Gesamtkörpergewicht eines männlichen Probanden) die Bewertung durchschnittlich erhalten. Alle Daten werden sowohl als Zahlenwerte wie auch grafisch dargestellt und können in einem anschaulichen Diagramm ausgedruckt werden. Der Nachteil dieser Methode liegt sicher im Preis. Das Gerät kostet zur Zeit zwischen DM 1500,- und 2000,- und setzt das Vorhandensein eines Personal Computers voraus.

Bei einem anderen Verfahren, mit dem sog. Futrex-Meßgerät, werden mit einer ganz anderen Methode die gleichen Parameter ermittelt. Zum Messen wird ein Gerät auf die Haut des Oberarms aufgesetzt, nachdem vorher Alter, Geschlecht, Trainingshäufigkeit, Gewicht und Größe in das Gerät eingegeben wurden. Dann schickt das Gerät einen unschädlichen infraroten Lichtstrahl in die Haut und das Unterhautfettgewebe der Meßstelle am Bizeps. Sekunden später können Fettgehalt und Wassergehalt am Gerät selber abgelesen werden. Ein kleiner Kassendrucker druckt das Ergebnis aus. Das Gerät kostet als tragbare Einheit etwa DM 1500,- in den Vereinigten Staaten ist bereits eine taschenrechnergroße Variante auf dem Markt, die dort etwa DM 250,- kostet, aber keine Ausdrucke bietet.

Leider sind meine Erfahrungen mit diesem Gerät nicht so gut. Scheinbar gibt es viele Fehlerquellen beim Messen, und auch die zugrunde liegenden Datenbanken scheinen Fehlerquellen zu bergen. So erhielt ich bei einem Kunden zwei völlig unterschiedliche Körperfettgehalte, wenn ich den Parameter Trainingshäufigkeit um eine Stufe änderte. Grundlage für den Meßwert scheint nicht unbedingt der Meßvorgang zu sein, scheinbar stehen die Berechnungen, die man mit den Werten für Alter, Geschlecht, Trainingshäufigkeit, Gewicht und Größe vornehmen kann, im Vordergrund.

Stoffwechseltyp

Um eine individuelle Betreuung Ihrer Kunden in Bezug auf Training und richtige Ernährung zu gewährleisten, müssen Sie den Stoffwechseltyp Ihrer Kunden ermitteln. Leider wird diese Tatsache bislang viel zu häufig vernachlässigt. Da Laboruntersuchungen zu umständlich und zu teuer für die tägliche Arbeit des Privat-Trainers sind, hat man anhand von umfangreichen Experimenten einen Fragebogen zum Verhalten entwickelt, der mit hoher Wahrscheinlichkeit die gleichen Ergebnisse erbringt wie eine Laboruntersuchung. Der ursprüngliche Fragebogen enthielt über 120 Fragen und wird in dieser ausführlichen Form auch heute noch verwen-

Fragebogen zum Stoffwechseltyp

	Oft	Mittel	Selten
1. Ich frühstücke gerne mit Toast, Schinken und Eiern		X	
2. Am Buffet wähle ich überwiegend Fleisch			X
3. Brot schmeckt mit Käse besser als mit Marmelade	X		
4. Ich bin müde/irritiert, wenn eine Mahlzeit ausfällt	X		
5. Ich mag Käse und Nüsse als Zwischenmahlzeiten			X
6. Ich wähle eher fetthaltiges als mageres Fleisch	X		
Nach einem vertrödelten Tag fühle ich mich nach einem reichhaltigen Abendessen mit viel Fleisch gleich besser	X		
8. Ich esse gern Oliven	X		
9. Ich mag gegrillte Lammkoteletts als Abendessen			X
10. Ich mag Ketchup, Senf oder Steaksauce	X		
11. Ich muß dreimal täglich essen	X		
12. Ich neige zu Hypoglykämie (Unterzuckerung)			X
13. Leber und Schinken schmecken mir gut			X
14. Ich werde spät am Abend hungrig		X	
15. Ich habe mindestens einmal täglich Stuhlgang			X
16. Ich habe oft am späten Vormittag oder am frühen Nachmittag Einbrüche im Energiespiegel	X		
Summe:			

det. Für die Arbeit im Sportbereich hat man auf der Basis des ersten Fragebogens eine kurze Variante erarbeitet, die immer noch eine Trefferquote von circa 92 Prozent hat, gemessen an der Laboruntersuchung. Mit diesem Fragebogen, den Sie am Ende dieses Absatzes finden, arbeite ich seit nunmehr vier Jahren ohne Probleme. Er ist einfach anzuwenden und auszuwerten und hat bei mir bis heute keine »Ausreißer« gehabt.

Lassen Sie einfach von Ihrem Kunden ankreuzen, ob ihm die Aussage liegt, ob es ihm egal ist oder er widerspricht. Wichtig ist, daß der Kunde seine Kreuze spontan macht, ohne großes Hinterfragen. Wenn ich bei dem Satz: »Ich frühstücke gerne mit Toast, Schinken und Eiern.« schon einen leichten Würgereiz spüre, weil ich Eier absolut nicht mag, sollte ich direkt Nie ankreuzen, auch wenn ich Toast mit Schinken durchaus essen würde. Das spontane Gefühl ist bei diesem Fragebogen weit wichtiger als die rationale Analyse. Zählen Sie anschließend die Kreuze in den einzelnen Kategorien zusammen und vergleichen Sie das Ergebnis mit der Auswertung. Um mehr über den individuellen Stoffwechsel und seine Konsequenzen für Training und Ernährung zu erfahren, lesen Sie bitte Kapitel 9: Ernährung.

Ernährungsgewohnheiten

Jedem Profisportler ist sonnenklar, daß die richtige Ernährung einen wesentlichen Bestandteil des sportlichen Erfolges darstellt. Nach und nach interessieren sich auch immer mehr Hobby- oder Gesundheitssportler und auch andere Menschen, die in Beruf oder Privatleben zunehmendem Streß ausgesetzt sind, für diesen Eckpfeiler der Gesundheit. Wenn Sie Trainingserfolge, Gewichtszunahme oder Körperfettreduktion Ihrer Kunden nicht vom Zufall abhängig machen wollen, brauchen Sie präzise Informationen über die Ernährungsgewohnheiten Ihres Kunden. Um diese umfangreiche Arbeit präzise und zeitsparend erledigen zu können, empfiehlt sich der Einsatz eines Ernährungsfragebogens und die Auswertung mit einem Computerprogramm. In Anhang 5 finden Sie einige Adressen für den Bezug von Ernährungsanalysen sowohl auf Disketten als auch auf CD-ROM. Natürlich können Sie sich nach wie vor die Arbeit machen, die Ernährungsprotokolle mit Büchern und Tabellen von Hand zu analysieren. Aus Gründen der Zeitökonomie kann ich aber davon nur abraten.

Das grundsätzliche Vorgehen bei der Ernährungsanalyse sieht folgendermaßen aus: Ihr Kunde notiert an drei nicht aufeinanderfolgenden Tagen alles, was er zu sich nimmt. Damit meine ich jedes noch so kleine bißchen feste Nahrung, jeden Schluck, den er getrunken hat und natürlich auch eventuelle Nahrungsergänzungsmittel wie Vitamin- oder Mineralstofftabletten, Eiweiß-, Kohlenhydrat- oder sonstige Drinks, alle Süßigkeiten usw.. Einer dieser drei Tage sollte am Wochenende liegen. Ermutigen Sie den Kunden, nicht wegen der Protokolle seine Ernährung zu ändern, sondern einfach nur alles zu notieren. Sie erleichtern sich die Arbeit wesentlich, wenn Sie mit dem unten abgebildeten Vordruck arbeiten.

Zusätzlich zur Art der Lebensmittel sollte der Kunde die Uhrzeit und den Ort der Einnahme notieren, und, ganz wichtig, natürlich die Menge. Idealerweise gibt der Kunde die Menge direkt in Gramm oder (Milli-)Liter an. Wenn das nicht möglich ist, sollte die Beschreibung der Menge möglichst präzise sein, um eine genaue Schätzung zu ermöglichen. Statt »Scheibe Brot« wünsche ich mir einen Eintrag wie »1 kleine, dünne Scheibe Vollkornbrot (schwarz)« oder »1 dicke Scheibe Graubrot, groß«. Diese Mengen lassen sich abschätzen und entsprechend in die Computerauswertung eingeben. Kleine Ungenauigkeiten sind dabei unvermeidbar, aber meiner Erfahrung nach kann man sie vernachlässigen. Ernährung an sich ist bei den meisten Menschen ein verhältnismäßig unpräziser Prozeß, daher gilt es eher den Trend des Ernährungsverhaltens zu bestimmen als um jede Kalorie oder jedes Gramm Fett zu feilschen.

Marion hatte mir einen vergleichsweise ungenauen Bogen abgegeben. Als Angestellte und Mutter hatte sie einfach keine Zeit, jede Scheibe Brot abzuwiegen. Außerdem aß sie mittags in der Kantine und holte für abends an zwei von drei Tagen etwas aus dem Schnellimbiß oder vom Italiener. Trotzdem konnte ich aus der Auswertung ganz klar ersehen, daß sie insgesamt zu wenig aß (etwa 1400 Kalorien pro Tag), der Fettanteil ihrer Ernährung aber mit circa 42 Prozent viel zu hoch lag. Die Anteile für Eiweiß und Kohlenhydrate waren dementsprechend zu niedrig. Selbst mit einer eingerechneten Fehlermöglichkeit von 15 Prozent auf die einzelnen Werte und Mengen blieb dieser Trend bestehen. Als wir diese Mängel behoben hatten, veränderte sich Marions Figur erstaunlich schnell zum Positiven. Wenn Sie mehr zu den Einzelheiten der Ernährungsumstellung le-

Auswertung zum Fragebogen »Stoffwechsel«

Auswertung zum Stoffwechselfragebogen	
10 mal oder häufiger "Oft":	schneller Stoffwechsel
10 mal oder häufiger "Selten":	langsamer Stoffwechsel
7 mal oder häufiger "Manchmal" (oder weniger als 10 mal "Selten" oder "Oft"):	mittlerer Stoffwechsel
Weniger als 10 mal "Oft", aber die Mehrzahl bei "Oft":	mittelschneller Stoffwechsel
Weniger als 10mal "Selten", aber die Mehrzahl bei "Selten":	mittellangsamer Stoffwechsel
Persönliches Ergebnis:	

sen wollen, lesen Sie bitte Kapitel 9. Den auf der nächsten Seite abgedruckten Beispiel-Fragebogen hat mir Manfred gegeben. Manfred hat mein erstes Buch »Fettabbau – schlank werden und bleiben« gelesen und achtet seitdem stärker auf seine Ernährung. Ich habe seine Angaben mit der Ernährungsanalyse der CD-ROM »Fit im Studio« ausgewertet und folgendes Ergebnis bekommen:

Manfred sollte 3000 kcal. pro Tag zu sich nehmen. Nach den Einstellungen des Computerprogramms sollen diese in Form von 476 g Kohlen-

Fragebogen zur Feststellung der Ernährungsgewohnheiten

Manfred Uhrzeit	Ort	Nahrungsmittel und Getränke	Menge
8:15	zu Hause	Kaffee	2 Tassen
		Kondensmilch, 7,5 % Fett	4 Teelöffel
		Zucker	2 Teelöffel
		Vollkornbrot (schwarz)	1 kleine, dünne Scheibe
			eine kleine Scheibe (ca. 60 g)
		Tilsiter Käse 30 % Fett	75 g
			200 ml
		Müsli	
		Milch	
10:00	Kantine	Banane	1
		Fruchtquark	250 g
13:00	Kantine	Reistopf mit Huhn	250
		große Apfelschorle	
			500 ml
16:00		halbe Tafel Vollmilchschokolade	50 g
19:00	zu Hause	dicke Scheibe Graubrot	2 Scheiben
		Schinken, roh	2 Scheiben
		Käse, Gouda	ca. 60 g
		Butter	etwa 2 Teelöffel
21:00	Kneipe	Bier (Pils)	3 Gläser á 200 ml

hydraten, 140 g Eiweiß und 50 g Fett aufgenommen werden. Manfred hat am oben aufgeführten Tag 2748 kcal. zu sich genommen, davon 287 g Kohlenhydrate, 114 g Eiweiß und 106 g Fett. Trotz einer leichten kalorischen Unterversorgung, die im Falle einer gewünschten Gewichtsreduktion durchaus schon einmal erwünscht ist, hat sich Manfred nicht optimal ernährt. Seine Anteile an bilanzierten Kohlenhydraten und hochwertigem Eiweiß sind zu niedrig, dafür hat er doppelt soviel Fett zu sich genom-

Auswertung des Fragebogens »Ernährungsgewohnheiten«

Manfred		kcal	Kohlen-hydrate	Eiweiß	Fett	Ballast-stoffe
	Optimal	3000	476	140	50	20
	Real	2748	287	114	106	47
250 g	Apfelsaft	118	28	0	0	0
150 g	Banane	135	31	2	0	3
20 g	Butter	150	0	0	17	0
75 g	Müsli	254	48	8	3	6
60 g	Gouda	219	0	15	18	0
20 g	Kondensmilch	27	2	1	2	2
200 g	Milch 3,5	132	9	7	8	0
100 g	Graubrot	250	51	6	1	5
600 g	Bier Pils	282	24	6	0	0
250 g	Reistopf mit Huhn	203	15	5	13	15
30 g	Schinken	112	0	5	10	0
50 g	Schokolade	240	24	3	15	0
250 g	Quark, mager	195	10	35	1	10
60 g	Tilsiter, Käse	213	0	16	17	0
75 g	Vollkornbrot	179	35	5	1	6
10 g	Zucker	39	10	0	0	0

men, wie er sollte. Da Fett pro Gramm Gewicht etwa doppelt so viele Kalorien hat wie Eiweiß und Kohlenhydrate, wiegt dieser Fehler doppelt schwer. In Prozentzahlen ausgedrückt, ergibt das folgende Werte: Manfred hat 92 Prozent der vorgesehen Kalorienmenge verzehrt, dabei 60 Prozent des vorgesehenen Anteils an komplexen Kohlenhydraten, 81 Prozent der vorgesehen Menge Eiweiß und 212 Prozent der erlaubten Menge Fett zu sich genommen. Positiv fällt ins Auge, daß Manfred mehr als doppelt soviel Ballaststoffe zu sich nimmt, als mindestens vorgesehen. Wenn man aber genau hinschaut, sieht man, daß über 680 Kalorien in diesem Plan aus den Quellen Bier, Schokolade, Butter und Zucker stammen. Diese Nahrungsmittel enthalten keine komplexen Kohlenhydrate und keine Eiweiße, sondern nur Einfachzucker, Alkohol und Fette, die der Körper postwendend zu Körperfett verarbeitet. Es ist offensichtlich, daß diese Ernährung nicht ausgewogen ist.

Idealerweise würde Manfred mehr Müsli, Quark, Brot, Reis, und Huhn essen, um seine Gesamtkalorienzahl (von der man eigentlich die 680 »wertlosen« Kalorien noch abziehen müßte!) zu erhöhen und mehr Eiweiß und komplexe Kohlenhydrate aufzunehmen. Außerdem fällt schnell auf, daß Manfred (außer 250 ml in der Apfelschorle) gar kein Wasser trinkt. Kaffee und Bier sind keine optimalen Wasserlieferanten, weil beide Stoffe (Koffein und Alkohol) enthalten, die den Körper dazu anregen, die aufgenommene Flüssigkeit schnell wieder auszuscheiden.

Wenn Sie erst einmal eine Reihe von Ernährungsprotokollen analysiert haben, werden Sie merken, daß dieser Beispielplan von Manfred schon recht positiv, aber durchaus noch verbesserungswürdig ist. Oft sehen die Analysen viel schlimmer aus. Viele Frauen essen deutlich zuwenig, aber anteilig viel zuviel Fett. Männer neigen zu einer leicht übermäßigen Ernährung, auch bei ihnen ist oft der Fettanteil zu hoch und die Anteile an Eiweiß und komplexen Kohlenhydraten sind zu niedrig. Korrigieren Sie diese Mißstände individuell und Schritt für Schritt, und Sie werden zusammen mit Ihren Kunden jedes Ziel zwischen Muskelaufbau und Fettabbau realisieren können.

Krafttest

Am Ende dieses Kapitels finden Sie einen Vordruck für den Krafttest. Sie werden merken, daß dieser Vordruck dem für den Trainingsplan sehr ähnlich ist. Das hat einen guten Grund. Es ist sinnvoll, wirklich die Übungen zu testen, die anschließend auch trainiert werden. Andere Testverfahren, bei denen eine oder einige wenige Übungen getestet werden und anschließend auf das Kraftpotential in allen anderen Übungen geschlossen wird, sparen dem Trainer zwar eine Menge Arbeit, sind in meinen Augen aber nutzlos. Aus diesem Grund finden Sie in der Spalte Übung auch die Anmerkung Alternativ. Sollten Sie schon im Vorgespräch von Kunden darauf hingewiesen werden, daß er mit einer Übung Probleme hat, tauschen Sie diese einfach gegen eine andere Übung für die gleiche Muskelgruppe aus. Verfahren Sie genauso, wenn während des Tests Probleme mit einer oder mehreren Übungen auftreten. Die Beschreibungen für die Übungen und die Alternativübungen entnehmen Sie bitte Anhang 2.

Um die Trainingsbelastung (Intensität) für Ihren Kunden individuell bestimmen zu können, müssen Sie zuerst einmal ermitteln, wo seine maximale Belastbarkeit liegt. Alle Tabellen mit Angaben zur Intensität einer Übung gehen immer von einem gewissen Prozentsatz der maximalen Belastbarkeit aus. Lassen Sie Ihren Kunden von jeder Übung etwa 10 Wiederholungen ausführen. Wenn Ihr neuer Kunde schon Trainingserfahrung mitbringt, wird er Gewichte vorschlagen können, mit denen er die angestrebte Wiederholungszahl gerade schafft. Bei Anfängern müssen Sie die Vorschläge machen. Orientieren Sie sich hierbei immer an leichteren Gewichten. Wenn Sie feststellen, daß Ihr Kunde 22 Wiederholungen Bankdrücken mit 30 Kilo schafft, gönnen Sie ihm nach diesem »Aufwärmsatz« eine Pause von zwei bis drei Minuten und wiederholen diese Übungen dann mit einem entsprechend höheren Gewicht. In diesem Beispiel würde ich 40 Kilo vorschlagen.

Hier müssen Sie Ihre Erfahrung spielen lassen. Mehr als zwei solcher Testreihen sollten Sie an einem Termin nicht machen, die Ergebnisse wären dann durch die Vorerschöpfung aus den ersten Sätzen verfälscht. Notieren Sie die Wiederholungszahl des zweiten Satzes, etwa 16 und machen Sie ein kleines Plus dahinter, wenn Ihrer Meinung nach (und ohne den ersten Satz) weitere Wiederholungen möglich gewesen wären. Ein Anfänger verausgabt sich nicht ganz so stark wie jemand, der mit dem Training schon vertraut ist. So haben Sie beim Anfänger automatisch eine Sicherheitsreserve, die erst mit zunehmender Trainingserfahrung langsam kleiner wird.

Nachdem Sie längere Zeit mit diesem Test gearbeitet haben, werden Sie auch bei einer höheren Zahl als zehn Wiederholungen ein geeignetes Gewicht für den Kunden schätzen können. Wenn ein sportlicher Mann von 30 Jahren 16 Wiederholungen mit 40 Kilo beim Bankdrücken schafft, würde ich davon ausgehen, daß er ohne vorausgehende Sätze davor mit 50 Kilo zehn bis zwölf Wiederholungen schafft. Außerdem bleibt im er-

Beispielvordruck zur Kraftmessung

Übung	für Körperteil	Anzahl der Wiederholungen	Trainings-gewicht
Beckenheben	Bauch	10-12	
Crunches		15-20	
Flachbankdrücken	Brust	12-15	
Bankdrücken mit Kurzhanteln		12-15	
Fliegende Bewegungen		12-15	
Rudern einarmig vorgebeugt	Rücken	12-15	
Ziehen zur Brust breiter Griff		12-15	
Ziehen zum Nacken breiter Griff		12-15	
Nackendrücken mit Kurzhanteln	Schultern	12-15	
Schulterheben mit Kurzhanteln		12-15	
Trizepsdrücken am Kabel	Trizeps	12-15	
Armstrecken hinter dem Kopf		12-15	
Lang- oder Kurzhantelcurls	Bizeps	12-15	
Hammercurls		12-15	
Hackenschmidt- oder Multipress-Kniebeuge	Beine	15-20	
Beinstrecken an der Maschine		12-15	
Beinbeugen an der Maschine		12-15	
Hüftstrecken vorgebeugt		12-15	
Wadenheben sitzend (Maschine)	Waden	15-20	
Wadenheben einbeinig stehend		15-20	

sten oder zweiten Training immer noch Zeit für Korrekturen. Sollten Sie sich nicht sicher sein, oder den Kunden nicht richtig einschätzen können (hochmotivierter Einsteiger oder trainingsfauler, aber erfahrener Wiedereinsteiger?), wiederholen Sie die Übungen, bei denen Sie keine klaren Ergebnisse erhielten, an einem zweiten Termin.

Warum soll der Kunde ausgerechnet zehn Wiederholungen machen? Wäre es nicht viel einfacher und vor allem schneller, der Kunde würde von jeder Übung eine Wiederholung mit seinem maximal möglichen Gewicht machen? Schneller wäre es mit Sicherheit, aber Ihr Kunde wäre auch schneller verletzt, als Sie sich vorstellen können. Das Heben von maximalen Gewichten erfordert eine gute Kenntnis der Übung (Technik), Erfahrungen mit dem Übungsablauf (Koordination) und die Fähigkeit, seine Muskeln maximal zu kontrahieren (hohe Intensität). Diese Faktoren können und sollten Sie bei Anfängern und Wiedereinsteigern nicht voraussetzen. Außerdem müßten Sie Ihren Kunden vor jedem Versuch mindestens ein bis zwei Aufwärmsätze ausführen lassen, wenn Sie nicht mit einem enorm hohen Verletzungsrisiko arbeiten wollen. Ein Anfänger würde sich bei diesem Verfahren entweder nicht voll verausgaben (aus Unkenntnis oder aus Vorsicht), oder er würde sich die eine oder andere Zerrung holen und das Training mit Ihnen schon in dieser frühen Phase beenden.

Wenn ein Sportler mit einem Gewicht maximal zehn Wiederholungen schafft, können Sie anhand der Fachliteratur davon ausgehen, daß dieses Gewicht circa 60 Prozent seiner maximalen Belastbarkeit entspricht. Multiplizieren Sie dieses Gewicht mit 1,666 und Sie erhalten die maximale Belastbarkeit für diese Übung. Wählen Sie nun die entsprechende Intensität für das angestrebte Trainingsziel (siehe Kapitel 8), beispielsweise 90 Prozent der maximalen Belastbarkeit für ein Training der intramuskulären Koordination.

Ausdauertest

Für den Ausdauertest gibt es unterschiedliche, zum Teil recht aufwendige Verfahren. Viele elektronische Fahrradergometer, wie sie heutzutage in den meisten modernen Fitneß-Studios stehen, bieten solche Tests an. Auch in der Fachliteratur für Leichtathletik, Triathlon, Step/Aerobic finden Sie viele Verfahren. Wenn Sie einen Pulsmesser kaufen, werden Sie in der Bedienungsanleitung sicher weitere Tests finden. Nach viel Ausprobieren bin ich wieder zu meiner ursprünglichen, simplen und immer anwendbaren Methode zurückgekommen. Sie liefert mir ausreichend präzise Ergebnisse, mittels derer ich mir ein Bild über die Herz-/Kreislaufkapazität meines Kunden machen kann. Darüber hinaus kostet sie nichts und ist fast überall und bei verschiedenen Ausdauersportarten anwendbar. Wenn Sie über einen Pulsmesser verfügen, den Sie Ihrem Kunden für die Dauer des Tests zur Verfügung stellen können, erleichtern Sie sich die Arbeit deutlich, vor allem, wenn das Gerät über eine Speicherfunktion verfügt.

Messen Sie zuerst den Ausgangspuls Ihres Kunden. Eventuell können Sie ihn sogar 10 Minuten in Rückenlage ruhen lassen, um den Ruhepuls zu ermitteln. Anschließend laufen (radfahren, schwimmen ...) Sie zehn Minuten mit Ihrem Kunden. Wählen Sie eine Belastung, bei welcher der Puls etwa bei 160 Schlägen pro Minute liegt. Beginnen Sie langsam, etwa mit zügigem Gehen, und steigern Sie in den ersten zwei bis drei Minuten das Tempo allmählich, bis Ihr Kunde den gewünschten Belastungspuls erreicht hat. Bei Rekonvaleszenten, älteren Menschen oder sehr unsportlichen Menschen sollten Sie die Belastung deutlich niedriger wählen. Es kommt bei diesem Test nicht so sehr darauf an, die absolute Belastbarkeit zu ermitteln. Viel wichtiger sind die Aufschlüsse, die man aus dem Verhalten des Pulses in der anschließenden Regenerationsphase ziehen kann.

Nach der zehnminütigen Belastung messen Sie direkt wieder den Puls. Anschließend fahren Sie mit einer minütlichen Pulserfassung fort. Meistens reichen zehn bis zwölf Minuten, bis der Puls wieder in die Nähe des Ausgangspulses gesunken ist. Während dieser Zeit sollte der Kunde sitzen, nicht umhergehen oder stehen. Wenn der Puls nach zwölf Minuten immer noch deutlich über dem Ausgangspuls liegt, sollten Sie einige weitere Minuten messen. Tragen Sie die Werte in ein Diagramm ein oder geben Sie die Daten am Computer in ein Tabellenkalkulationsprogramm mit Grafikfunktion (etwa Excel© oder Lotus 123©) ein. Wie interpretieren Sie nun die Kurven? Betrachten Sie einmal das folgende Diagramm. Es stellt den Normalfall dar.

Bei 1 auf der waagerechten Achse sehen Sie den Ausgangspuls von 70 Schlägen pro Minute vor der Belastung. Conny, von der diese Kurve stammt, hatte die Körperfettmessung, den Stoffwechseltest und die Fotos in meinem Büro machen lassen. Danach sind wir in einen nahegelegenen Park gegangen, wo wir zehn Minuten laufen wollten. Diese Zeit ist verkürzt zwischen den Punkten 2 und 3 dargestellt. Connys Pulsschlag stieg auf 160. In den folgenden sieben Minuten sank ihr Puls schnell auf einen Wert knapp über dem Ausgangspuls, um dann noch einmal leicht anzusteigen (10–12), bevor er sich endgültig wieder beim Ausgangspuls einpendelte. Dieses kurze Ansteigen des Pulses ist eine normale, auf einen Reflex zurückzuführende Reaktion des Herzens auf die vorangegangene

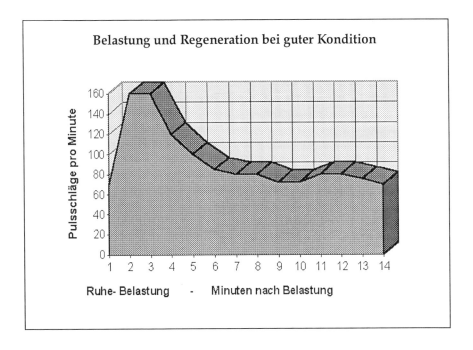

Belastung. Grundsätzlich kann man folgende Punkte festhalten: Je niedriger der Ruhepuls (nicht der Ausgangspuls, der ja durch Stehen, Bewegung, Streß etc. bereits beeinflußt ist) ist, desto besser ist der Ausdauertrainingszustand. Je schneller sich der Puls nach der Belastung wieder dem Ausgangspuls nähert, desto besser ist die Ausdauer und die Regenerationsfähigkeit. Je kürzer der Abstand zwischen der Belastung und dem kurzen reflektorischen Anstieg der Pulsfrequenzn ist, desto besser sind Ausdauerleistung und Regenerationsfähigkeit.

Wenn Sie einmal das auf der nächsten Seite folgende Diagramm betrachten, werden Sie leicht erkennen können, daß diese Testperson über eine deutlich schlechtere Ausdauer und Regenerationsfähigkeit verfügt.

Der Ausgangspuls von Klaus ist deutlich höher als der von Conny, obwohl auch er sich vor dem Test nicht belastet hat. Weil er von vornherein über eine schlechte Kondition klagte und auch fünf Jahre älter ist als Conny (aber keine gesundheitlichen Probleme vorlagen), habe ich ihn nur bis zu einer Pulsgrenze von 150 Schlägen pro Minute belastet. Klaus erreichte diese Grenze schon bei einer weitaus niedrigeren Belastung als Conny,

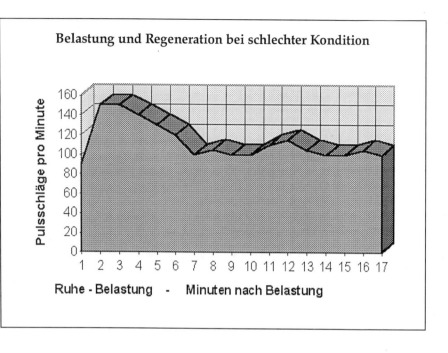

was seine schlechte Kondition bestätigte. Im Diagramm sieht man deutlich, das Klaus wesentlich länger braucht, um sich zu erholen, und das innerhalb der Testzeit, die gegenüber Conny schon drei Minuten länger ist, der Ausgangspuls nicht wieder erreicht wird. Der reflektorisch bedingte zweite Anstieg der Herzfrequenz erfolgt bei Klaus zur gleichen Zeit wie bei Conny, was für die Abwesenheit medizinischer Probleme spricht, ist aber deutlich höher, was ich wiederum auf die schlechte Kondition zurückführe.

Am Schluß möchte ich Ihnen noch ein außergewöhnliches Diagramm zeigen. Norbert kam einige Jahre nach einem kleineren Herzinfarkt zu mir. Ganz der Lebemensch, der er ist, hatte er alle guten Ratschläge seines Arztes in den Wind geschlagen und weiterhin weder Sport getrieben noch sein Übergewicht abgebaut. Dementsprechend fiel dann auch der Test aus.

Schon ein Blick auf den deutlich erhöhten Ausgangspuls zeigt, daß hier nicht alles in Ordnung ist. Norbert erreichte seinen von mir mit Absicht niedrig gewählten Belastungspuls von 140 Schlägen pro Minute

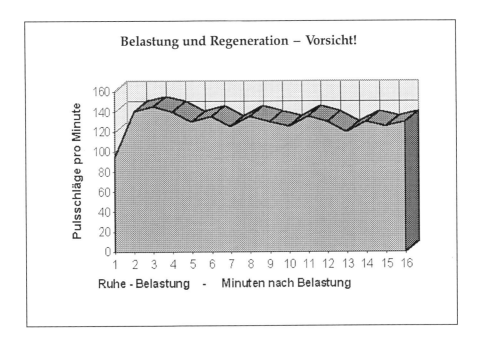

schon während der ersten Meter, also noch beim zügigen Gehen. Obwohl ich die Belastung nicht weiter steigerte, stieg der Puls bis zum Ende des sechsminütigen Spaziergangs (ich habe den Test absichtlich früher abgebrochen, nicht zuletzt, weil Norbert darüber klagte, daß es ihm zu anstrengend sei) noch bis auf 145 Schläge pro Minute.

In der Nachbelastungsphase trat innerhalb von 12 Minuten keine sichtbare Regeneration ein. Der Herzschlag sank zwar um ein paar Schläge, bewegte sich anschließend konstant auf einer Ebene weit über dem Ausgangspuls. Sollten Sie einmal einen solchen Kunden bekommen, muß ich Ihnen dringend davon abraten, mit einem Sportprogramm zu beginnen. Schicken Sie den Kunden zu seinem Hausarzt und arbeiten Sie nicht weiter mit ihm, bevor Sie nicht eine detaillierte Sporterlaubnis, ausgestellt vom Arzt, vorgelegt bekommen.

*

8. Trainingspläne

Erstellen von Trainingsplänen mit den erhobenen Daten
Wenn Sie einen Trainingsplan für einen Kunden erstellen wollen, müssen Sie immer zuerst die Trainingsziele festlegen. Individuelle Trainingsziele erfordern unterschiedliche Kombinationen von Trainingsumfang und -intensität. Beide Faktoren verhalten sich dabei antagonistisch (gegensätzlich), das heißt, wenn Sie den Umfang erhöhen, müssen Sie die Intensität senken und umgekehrt. Halten Sie sich nicht daran, riskieren Sie bei grober Übertreibung einen vorzeitigen Trainingsabbruch (Versuchen Sie doch einmal, einen Kilometer mit Ihrem Hundert-Meter-Tempo zu laufen, dann wissen Sie, was ich meine).

Mit dem in Kapitel 7 beschriebenen Krafttest haben Sie ein Mittel, um gefahrlos die maximale Belastbarkeit für das Gewichtstraining zu ermitteln. Wenn eine Person 10 Wiederholungen mit einem Gewicht schafft, können Sie davon ausgehen, daß dieses Gewicht etwa 60 Prozent des Maximalgewichtes ist, das dieselbe Person einmalig bewältigen könnte. Rechnen Sie bitte alle Testergebnisse auf 100 Prozent hoch. Sie haben dann einen Grundwert, von dem Sie die Intensität für die einzelnen Trainingsziele ableiten können. Im allgemeinen gliedert man die Intensität beim progressiven Gewichtstraining wie folgt auf:

- unter 20 Prozent (I): keine Trainingswirkung, Reizschwelle nicht überschritten.
- 30–40 Prozent (II): leichte Trainingswirkung, Anfängertraining, Rehabilitationstraining, bei kurzer Pausendauer (10–20 Sekunden) und kontinuierlicher Belastung auch aerobes Gewichtstraining; gute Möglichkeit zur Technikschulung.
- 40–50 Prozent (III): leichtes Muskelaufbautraining, gut für den Muskelerhalt, aber auch als aktive Regeneration nach Trainingsphasen mit weit höherer Intensität, sowie als Kraftausdauertraining.

- 50–75 Prozent (IV): klassischer Muskelaufbaubereich, mögliche Wiederholungszahlen liegen etwa zwischen acht und 15 Wiederholungen. In diesem Bereich sollte für optimalen Muskelaufbau in regelmäßigen Abständen bis zum momentanen Muskelversagen trainiert werden.
- 75–90 Prozent (V): Training der intramuskulären Koordination. Mögliche Wiederholungszahlen: etwa drei bis acht. Mit dieser Form des Trainings wird das Zusammenspiel der Muskelfasern in den jeweils an der Übung beteiligten Muskeln geschult, das heißt, der Muskel wird dazu angeregt, möglichst viele Muskelfasern gleichzeitig einzusetzen. Deutliche Verbesserungen der Kraftleistung sind zu erwarten. Sehr erschöpfend, daher immer nur kurzzeitig (maximal zwei bis vier Wochen; Ausnahme: spezielles Kraftdreikampftraining) und mit geringem Umfang (circa 10–15 Sätze pro Trainingseinheit, Aufwärmsätze mit leichtem Gewicht nicht mitgezählt) und langen Pausen (zwei bis fünf Minuten) zwischen den Sätzen anwenden.
- über 90 Prozent (VI): Maximalkraftbereich. Nur ein bis zwei Wiederholungen möglich. Hohes Verletzungsrisiko bei mangelnder Vorbereitung. Sollte Gewichthebern und Powerliftern im Training und Wettkampf vorbehalten bleiben.

Wie setzen Sie nun die einzelnen Bereiche sinnvoll ein? Leider haben Trainingsmethoden die Eigenschaft, nach einer gewissen Zeit an Wirksamkeit zu verlieren. Um Langeweile und Gewöhnung (Abnahme der Motivation) zu vermeiden, sollten Sie daher in die dreimonatige Phase persönlicher Trainingsbetreuung mindestens zwei der genannten Bereiche integrieren. Die Bereiche I (unter 20%) und VI (über 90%) fallen dabei von vornherein weg.

Den Bereich II können Sie für den durchschnittlichen Anfänger vier bis sechs Wochen einsetzen, für Übergewichtige oder Rehabilitanten von schweren Erkrankungen oder Verletzungen auch länger. Da dieser Bereich den Trainierenden nur wenig verausgabt, kann das gleichzeitige Ausdauertraining ruhig länger (für Übergewichtige) oder intensiver (für Ausdauersportler, Aufbau von Grundlagenausdauer) sein.

Bereich III empfiehlt sich bei Anfängern als vier- bis achtwöchige Steigerungsform nach Bereich II. In diesem Bereich profitieren sowohl leicht fortgeschrittene Anfänger, als auch Übergewichtige und Rehabilitanten auf dem Weg zur Genesung. Langfristig läßt sich dieser Bereich als regelmäßiges Fitneßtraining oder als Erhaltungstraining anwenden, bei dem sich der Trainierende nicht voll verausgabt und somit Energie für andere Aktivitäten bleibt. Nach Phasen des anstrengenden Trainings im oberen Bereich IV oder im Bereich V kann der Trainierende sich in Bereich III aktiv von den vorangegangenen Belastungen erholen. Auch bei Übertraining sollte nach einer Trainingspause wieder in diesem Bereich begonnen werden.

Bereich IV ist der klassische Muskelaufbaubereich, die Intensitätsstufe, in der das progressive Widerstandstraining seinem Namen voll gerecht wird. Sie beginnen mit einem Gewicht, mit dem Sie zehn bis zwölf Wiederholungen bewältigen, bevor Sie an den Punkt gelangen, an dem Sie im Moment keine weitere Wiederholung mehr ausführen können (positives Muskelversagen). Von Trainingseinheit zu Trainingseinheit versuchen Sie nun, die Zahl der Wiederholungen schrittweise zu steigern, solange, bis das positive Muskelversagen erst bei etwa 15 Wiederholungen eintritt. Dann erhöhen Sie das Trainingsgewicht so weit, daß Sie zwischen acht und zwölf Wiederholungen schaffen. Langsam steigern Sie nun wieder die Wiederholungszahl, bis Sie wieder bei 15 ankommen, dann steigern Sie wieder das Gewicht und so fort.

Die vergleichsweise unpräzisen Angaben bei der Ausgangswiederholungszahl ergeben sich aus den Einteilungen der Gewichtswiderstände. Nicht alle Geräte oder Hanteln lassen sich in derart feinen Abstufungen beladen, daß immer genau acht, neun oder zehn Wiederholungen möglich sind. Das ist aber unerheblich, solange zu Beginn der neuen Stufe mindestens acht Wiederholungen möglich sind. Das Ausdauertraining sollte der Intensität des Gewichtstrainings angepaßt sein. Der Umfang und die Intensität des Ausdauertrainings müssen bei steigender Belastung im Gewichtstraining entsprechend reduziert werden.

Bereich V ist der typische Krafttrainingsbereich. In diesem Bereich ist das Training hochintensiv und dementsprechend sehr anstrengend. Der Gesamtumfang wird demzufolge drastisch reduziert, sowohl was die Anzahl der Übungen (die Übungsauswahl wird auf einige wenige Grundübungen beschränkt) als auch die Anzahl der Wiederholungen angeht.

Anstelle von circa 15 bis 25 Übungen mit je ein bis zwei Sätzen und acht bis 15 Wiederholungen werden nun acht bis 12 Übungen mit je drei bis sechs Sätzen á zwei bis fünf Wiederholungen trainiert. Die Pausen zwischen den Sätzen dauern mindestens zwei bis drei Minuten.

Fitneßsportler und Bodybuilder sollten nicht zu lange (14 Tage) und nicht zu oft (höchstens einmal in einer Drei-Monats-Phase) in diesem Bereich trainieren und immer eine Phase im Bereich III oder im unteren Intensitätsbereich von Bereich IV anschließen. Normalerweise hat jemand, der intensiv in diesem Bereich trainiert, nicht viel überschüssige Energie für ein zusätzliches Ausdauertraining. Daher sollten Sie das Ausdauertraining auf zehn bis 15 Minuten begrenzen und im Sinne eines Aufwärmens oder Abwärmens vor oder hinter das Gewichtstraining plazieren. Das Training der intramuskulären Koordination dient der Verbesserung der Kraftgrundlage. Nach 14 Tagen Training in diesem Bereich und einer entsprechenden Regenerationsphase sollte Ihr Kunde in der Lage sein, das Muskelaufbautraining mit höheren Gewichten als zuvor durchführen zu können.

Periodisierung

Periodisierung bedeutet nichts anderes, als das Sie den Drei-Monats-Zeitraum in zwei bis drei Zyklen mit Training in unterschiedlichen Bereichen, das heißt mit unterschiedlichen Schwerpunkten und Zielsetzungen unterteilen. Innerhalb dieser Zyklen haben Sie ebenfalls eine Periodisierung, wenn Sie etwa den Wechsel zwischen Trainingstagen und Ruhetagen oder den bis an den Punkt von 15 Wiederholungen steigenden und dann wieder sinkenden Umfang beim Training im Muskelaufbaubereich (Bereich IV) betrachten.

Auch die unterschiedliche Gestaltung von Quartalen im Laufe eines Jahres betrachtet man als Periodisierung. Man spricht in diesem Zusammenhang von Mikrozyklen, Mesozyklen und Makrozyklen. Selbstverständlich verschieben sich die Makrozyklen (Jahres- oder Halbjahresphasen), wenn Sie einen Wettkampfsportler trainieren, der auf ein oder zwei Wettkämpfe hin trainiert. Beim Fitneßsportler hat sich die quartalsweise Einteilung bewährt, beim Wettkämpfer orientiert sich alles an Qualifikations- und Wettkampfterminen.

Durch die Einteilung eines Quartals in zwei oder drei Perioden mit unterschiedlicher Zielsetzung erreichen Sie gleich mehrere Ziele. Zum einen vermeiden Sie sowohl Übertraining durch zu lang andauerndes Training mit sehr hoher Intensität. Im Laufe eines Quartals wechseln sich Phasen unterschiedlicher Intensität ab, so das der Körper immer wieder Gelegenheit bekommt, sich zu regenerieren. Zum anderen vermeiden Sie, daß Sie einzelne Trainingsmethoden psychologisch oder physiologisch ausreizen. Der menschliche Körper paßt sich verhältnismäßig schnell an neue Belastungen an. Wenn Sie ein halbes Jahr konstant mit derselben Trainingsmethode arbeiten, können Sie davon ausgehen, daß diese keinen neuen Reiz mehr für den Körper darstellt und Sie eine gewisse Wirkung lediglich dadurch aufrecht erhalten können, daß Sie beständig die Intensität oder den Umfang steigern.

Das führt aber in letzter Konsequenz zu einem Abbruch des Trainings, weil es gleichzeitig zu monoton und zu anstrengend wird und damit die Motivation des Trainierenden über Gebühr erschöpft. Außerdem reizen Sie auf diese Art nie das volle Potential des Trainings aus, weil Sie die Muskeln nur auf eine ganz bestimmte Art ansprechen. Langweilig wird es obendrein auch noch, und das ist gerade in unserer heutigen, schnellebigen Zeit kein uninteressantes Argument. Als Privat-Trainer verkaufen Sie eine »Ware«, die erstens nicht ganz billig ist, bei der man sich zweitens anstrengen muß und deren Resultate nicht sofort erkennbar sind. Wenn Sie diese Ware dazu noch langweilig verpacken, können Sie sich die Absatzchancen selber ausrechnen.

Krafttraining

Ich möchte an dieser Stelle nicht zu ausführlich auf das System des Krafttrainings eingehen, weil es bereits hervorragende Bücher zu diesem Thema gibt. Sie sollten unbedingt Steve Holmans Home Gym Handbook (siehe Anhang 5) lesen, wenn Sie ein wissenschaftlich belegtes, solides Krafttrainingsprogramm suchen, das gleichzeitig alle Möglichkeiten zur Variation und Spezialisierung bietet. Den Begriff Intensität und die unterschiedlichen Intensitätsbereiche, gemessen in prozentualen Anteilen der Maximalleistung, habe ich im ersten Teil dieses Kapitels bereits erläutert. Vielleicht an dieser Stelle noch ein paar Worte, wie ich persönlich das

Beispiel für einen Trainingsplan

Trainingsplan für: (Name) Trainingsziel:		für die Dauer von:	bis:	
Übung	für Körperteil	Anzahl der Wiederholungen	Anzahl der Sätze	Trainings-gewicht
Beckenheben	Bauch	10-12	2-3	
Crunches		15-20	2-3	
Flachbankdrücken	Brust	12-15	2-3	
Bankdrücken mit Kurzhanteln		12-15	1-2	
Fliegende Bewegungen		12-15	1-2	
Rudern einarmig vorgebeugt	Rücken	12-15	1-2	
Ziehen zur Brust breiter Griff		12-15	2-3	
Ziehen zum Nachen breiter Griff		12-15	2-3	
Nackendrücken mit Kurzhanteln	Schultern	12-15	2-3	
Schulterheben mit Kurzhanteln		12-15	1-2	
Trizepsdrücken am Kabel	Trizeps	12-15	2-3	
Armstrecken hinter dem Kopf		12-15	1-2	
Lang- oder Kurzhantelcurls	Bizeps	12-15	2-3	
Hammercurls		12-15	1-2	
Hackenschmidt- oder Multipress-Kniebeuge	Beine	15-20	2-3	
Beinstrecken an der Maschine		12-15	2-3	
Beinbeugen an der Maschine		12-15	2-3	
Hüftstrecken vorgebeugt		12-15	2-3	
Wadenheben sitzend (Maschine)	Waden	15-20	2-3	
Wadenheben einbeinig stehend		15-20	1-2	

Krafttraining bei meiner Arbeit als Privat-Trainer einsetze. Grundsätzlich trainieren die meisten meiner Kunden zweimal in der Woche etwa anderthalb Stunden mit einem Krafttrainingsprogramm. Die Tage zwischen den Krafttrainingstagen dienen der Regeneration und werden teilweise für das Ausdauertraining oder für sportartspezifisches Training genutzt. Beim Krafttraining wird in jeder Einheit der gesamte Körper trainiert. Der oben abgebildete Trainingsplan enthält daher Übungen für alle wichtigen Muskeln des Bewegungsapparates. Der unterschiedlichen Größe der Muskeln oder Muskelgruppen wird dadurch Rechnung getragen, daß ich für die großen Muskeln zwei bis drei Übungen vorgesehen habe und für die kleineren ein bis zwei. Diese Einteilung variiere ich bisweilen geringfügig, um eklatante Schwächen und Ungleichgewichte auszugleichen.

Ich lasse meine Kunden von jeder Übung ein bis zwei Sätze ausführen, einen eventuellen leichten Aufwärmsatz nicht mitgerechnet. Am liebsten ist es mir, wenn der Kunde beim Muskelaufbautraining wirklich beim ersten Satz mit der zehnten bis fünfzehnten Wiederholung, je nach Intensität, an den Punkt des positiven Muskelversagens gelangt. Normalerweise ist es ihm dann nicht möglich, nach einer kurzen Pause von 30 bis 60 Sekunden die gleiche Übung mit demselben Gewicht noch einmal genauso oft auszuführen. Ein zweiter Satz, etwa mit sechs bis acht Wiederholungen, wäre dann schon ein Training in einem völlig anderen Intensitätsbereich.

Da zu viele unterschiedliche Trainingsreize den Körper eher irritieren als aufbauen, verzichte ich lieber auf einen zweiten Satz, wenn der erste wirklich vernünftig ausgeführt wurde. So spare ich nach dem erfolgreichen Setzen des Trainingsreizes wertvolle Energie für die Regeneration und das Wachstum des Muskels. Ein zweiter Satz ist meiner Meinung nach immer dann sinnvoll, wenn im ersten Satz das Ziel nicht erreicht werden konnte, weil das Gewicht zu hoch oder zu niedrig für die aktuelle Belastbarkeit war oder weil der Trainierende in seiner Konzentration gestört wurde. Bei einem erfahrenen Sportler kann ein zweiter Satz zur Intensitätssteigerung sinnvoll sein, eventuell sollte dann aber das Gewicht um etwa zehn bis 20 Prozent gesenkt werden, damit wieder die angestrebte Wiederholungszahl möglich ist.

Im Anhang 2 finden Sie eine Übersicht über die wichtigsten Krafttrainingsübungen, nach Körperteilen geordnet und mit kurzen Bewegungsbeschreibungen ergänzt. Suchen Sie für Ihre Kunden aus dieser Übersicht Übungen heraus und fügen Sie diese bei den entsprechenden Körperteilen in den Trainingsplan ein. Bitte verändern Sie die Anzahl der Übungen pro Körperteil nur, wenn Sie den Trainingsplan insgesamt deutlich verändern müssen, etwa für ein Split-Training oder ein Rehabilitations- programm, in dem ganze Muskelgruppen nicht trainiert werden dürfen. In die Rubrik »Gewichte« tragen Sie die nach den ersten gemeinsamen Trainingseinheiten ermittelten Gewichte für das Trainingsziel des Kunden ein. Ihr Kunde sollte alle Änderungen, etwa Steigerungen der Trainingsgewichte, im Laufe der zwei bis sechs Wochen, die er mit diesem Programm trainiert, entsprechend eintragen.

So haben Sie am Ende einer Trainingsphase wertvolle Informationen über die körperliche Entwicklung Ihres Kunden, die Sie in den nächsten Trainingsplan mit einfließen lassen müssen. In den Rubriken »Sätze« und »Wiederholungen« nehmen Sie entsprechende Einträge vor, etwa 1–2 Sätze mit 10–15 Wiederholungen für das Muskelaufbautraining oder 3–6 Sätze mit 2–5 Wiederholungen für das Training der intramuskulären Koordination. (Im zweiten Beispiel senken Sie die Übungsanzahl pro Körperteil auf eine Übung und beschränken sich überwiegend auf mehrgelenkige Grundübungen, damit die Gesamtzahl der Übungen deutlich geringer ist als beim Muskelaufbautraining. So werden Sie der Intensitätserhöhung dieser Trainingsform durch eine Senkung des Trainingsumfanges gerecht.)

Sammeln Sie die Pläne in Ihrem Kundenordner, um sie auch später noch zur Kontrolle und Auswertung heranziehen zu können. Geben Sie dem Kunden nur auf ausdrücklichen Wunsch Kopien der »abtrainierten« Pläne mit, damit diese nicht demnächst als allgemeingültige Trainingspläne in der Gegend kursieren.

Konditionssteigerung durch Ausdauertraining

Viele Menschen haben nicht nur Defizite in der Entwicklung ihrer Muskulatur, sie leiden als Folge der bewegungsarmen Lebensweise auch unter einer sehr schlechten Kondition im Ausdauerbereich. Dieses Defizit macht sich im Alltag deutlich schneller bemerkbar als etwa fehlende Maximalkraft. Wer nach zwei bis drei Etagen Treppen steigen schon aus der Puste ist, wird Ihnen dankbar für jeden Verbesserungsvorschlag sein.

Es gibt zwei unterschiedliche Systeme, um eine rasche Anpassung des Herz-/Kreislaufsystemes zu erreichen. Mit dem Ausdauertraining nach der Dauermethode erreichen Sie bei Ihren Kunden eine langsame, aber stetige Verbesserung der Ausdauerleistungsfähigkeit. Bei dieser Trainingsmethode bedient man sich einer Ausdauersportart wie Laufen, Radfahren

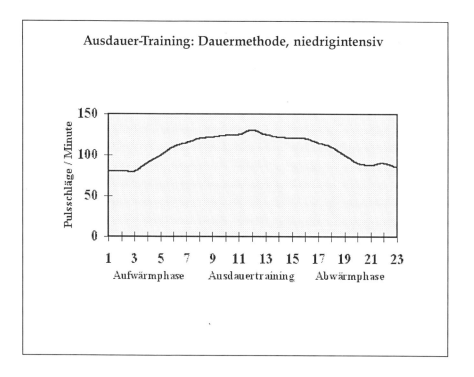

oder Schwimmen und trainiert nach einer kurzen Aufwärmphase, in der der Herzschlag langsam vom Ausgangsniveau bis zum Trainingspuls (etwa 130 bis 140 Schläge pro Minute) gebracht wird, ca. 20 bis 45 Minuten mit der beschriebenen Herzfrequenz. Anschließend verlangsamt man das Tempo wieder und läuft (schwimmt, radelt) locker aus. Bei dieser Trainingsform sollte eine Verlängerung der Trainingszeit immer vor einer Erhöhung der Geschwindigkeit stehen.

Mit dem extensiven Intervalltraining nach der Freiburger Schule hingegen können Sie, vor allem bei untrainierten Kunden, binnen kurzer Zeit eine deutliche Verbesserung der Herz-/Kreislauf-Leistungsfähigkeit erreichen. Diese ist im wesentlichen auf eine Vergrößerung des Herzens im Sinne eines gesunden Sportlerherzens zurückzuführen. Der Herzmuskel wächst und wird kräftiger, dadurch kann das Herz pro Schlag mehr Blut in den Blutkreislauf pumpen. Die logische Folgerung dieser Effizienzsteigerung ist ein Absinken der Herzfrequenz sowohl in Ruhe wie auch unter Belastung. Bei dieser Trainingsform beginnt man ebenfalls mit einer kur-

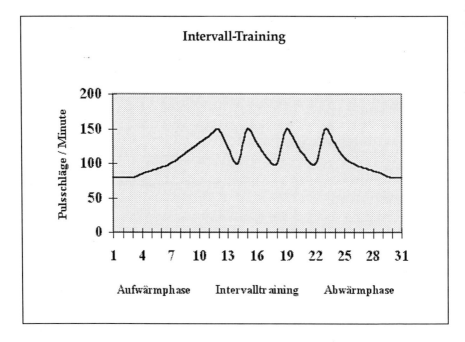

zen Aufwärmphase, dann wird der Puls, etwa mit einem Zwischenprint, für die Dauer von etwa 30–60 Sekunden auf den Maximalpuls für Ausdauerbelastungen gebracht. (Diesen Wert errechnen Sie, indem Sie von der Zahl 180 das Lebensalter des Kunden subtrahieren.)

Anschließend folgt eine Phase deutlich gesenkter Belastung, die sogenannte lohnende Pause. In der lohnenden Pause regeneriert sich der Körper teilweise, und kann nach zwei bis drei Minuten lohnender Pause ohne erneutes Aufwärmen wieder wie zuvor belastet werden. Beim extensiven Intervalltraining wechseln sich Belastungen und Pausen mehrmals hintereinander ab, bis die gewünschte Gesamttrainingsdauer erreicht ist. Aufgrund der höheren Belastung sollte ein Training mit dieser Methode immer kürzer sein als ein Training mit der Dauermethode.

Die Intervallmethode ist vor allem bei extrem untrainierten oder übergewichtigen Leuten von Vorteil, weil sie einerseits schnelle Resultate bringt und andererseits diese Menschen oft noch gar nicht in der Lage sind, selbst ein niedrigintensives Training nach der Dauermethode durchzustehen. Marlies, eine meiner Kundinnen, hatte extremes Übergewicht. Sie wog 105 Kilo bei 165 Zentimetern Körpergröße. Laufen fiel bei ihr aufgrund der hohen Belastung für Hüft-, Knie- und Sprunggelenke von vornherein aus.

Aber selbst beim Radfahren mit 25 Watt stieg ihr Puls nach wenigen Minuten auf 140 Schläge pro Minute und mehr an. So blieb uns gar nichts anderes übrig, als sie bei Erreichen von 140 Schlägen pro Minute eine Pause von zwei bis drei Minuten machen zu lassen, damit der Puls wieder auf etwa 100 Schläge pro Minute sinken konnte. Mit dieser Methode konnte sie 25 bis 35 Minuten trainieren, weit mehr als bei der Dauermethode mit 25 Watt. Nach nur drei Wochen hatte sie ein bißchen Kondition aufgebaut und konnte nun schon über zehn Minuten radeln, bis sie wieder über einen Puls von 140 kam. Nach weiteren zwei Monaten, in denen sie abwechselnd mit der Intervall- und der Dauermethode trainierte, war sie in der Lage, 40 Minuten mit einem Puls von unter 130 Schlägen pro Minute zu trainieren, und das am Schluß sogar mit einer Belastung von 75 Watt. Sie hat in diesen zehn Wochen 8 Kilo abgenommen und war hellauf begeistert, weil sie vorher jedes Sportprogramm nach maximal drei Wochen abgebrochen hatte, da die Belastungen immer zu hoch für sie waren und sie die »Schinderei nicht mehr ertragen konnte«.

Ausdauertraining für Fettabbau

Das aerobes Ausdauertraining das Mittel der Wahl ist, wenn es um Fettabbau geht, hat sich mittlerweile herumgesprochen. Sie sind über die Zusammenhänge noch nicht vollständig informiert? Dann wird es Zeit, daß Sie sich meinen Büchern »Fettabbau« und »Fettreduktion« widmen (siehe Anhang 5). Wenn Sie oder Ihre Kunden jedoch keine Lust mehr haben sollten, endlose Stunden auf dem Trainingsfahrrad oder der Laufstrecke zuzubringen, hier noch ein paar Tips für das Fettabbautraining:

Trainieren Sie regelmäßig auch für zwei bis vier Wochen die allgemeine Ausdauer. Eine bessere Grundlagenausdauer erlaubt einen effektiveren Fettabbau beim aeroben Training. Nutzen Sie dafür die Intervallmethode oder die Dauermethode.

Auch progressives Widerstandstraining mit einer Intensität zwischen 30 und 60 Prozent verbessert die Fettverbrennung. Neueste Studien am Sportinstitut der Heinrich-Heine-Universität Düsseldorf belegen, daß niedrigintensives Gewichtstraining mit kurzen Pausen nicht, wie bislang immer angenommen, ein anaerobes Training darstellt. Die Laktatwerte bei einem Training mit etwa 30 Prozent Intensität sprechen ganz klar dafür, daß der Körper scheinbar in der Lage ist, die anaeroben »Belastungsspitzen« der einzelnen Wiederholungen »abzupuffern« und so insgesamt das Training ähnlich zu verarbeiten wie etwa ein Lauftraining. Beim Laufen stellt eigentlich auch jeder einzelne Schritt eine Wiederholung, eine Kraftleistung dar.

Progressives Widerstandstraining im Bereich zwischen 50 und 60 Prozent Intensität unterstützt ebenfalls den Fettabbau, weil es nicht nur Muskeln aufbaut, was zu einem erhöhten Stoffwechselgrundumsatz führt, sondern weil es ebenfalls positive Auswirkungen auf die Ausdauer hat! Die Laktatwerte dieses Trainings liegen in Bereichen des klassischen Grundlagen-Ausdauertrainings.

Aufbau eines geschlossenen Trainingsplans

Beim Aufbau eines Trainingsplans geht es immer um die sinnvolle Kombination der einzelnen Trainingsmethoden. Sie als Privat-Trainer vereinen einzelne Bausteine aus den unterschiedlichen Bereichen des progressiven Widerstandstrainings, des Ausdauertrainings, des Beweglichkeits- und gegebenenfalls des Schnelligkeitstrainings sowie der Technikschulung zu einer individuell auf die Bedürfnisse Ihres Kunden zugeschnittenen Methode. Dabei sollten Sie einige Regeln beachten:

· Mehr Grundlagenausdauer = höherer Puls im Fettabbautraining
· Mehr Muskeln = mehr Kraft und verbesserter Fettabbau durch einen höheren Stoffwechselgrundumsatz
· Mehr Kraft = mehr Muskeln

Grundsätzlich gilt, daß Sie keine der Größen Kraft, Schnelligkeit und Ausdauer bis zum Optimum trainieren können, wenn Sie nicht den jeweils anderen Parametern ebenfalls ein gewisses Maß an Aufmerksamkeit schenken. Triathleten, oft als Könige des Ausdauersports gefeiert, können ihr volles Potential nicht ausreizen, wenn die Kraft- oder Kraftausdauergrundlage nicht ausreicht. Das Gleiche gilt für Bodybuilder. Kein moderner Profi-Bodybuilder kann es sich leisten, ausschließlich mit Gewichten zu trainieren.

Ohne eine solide Ausdauergrundlage und eine wenigstens ausreichende Beweglichkeit ist heute niemand mehr in der Lage, einen wettkampffähigen Körper zu entwickeln. Die einzelnen Fähigkeiten sind eng miteinander verzahnt und unterstützen sich gegenseitig. Andersherum hemmen sie sich aber auch, wenn eine oder mehrere Fähigkeiten gegenüber den anderen unterentwickelt bleiben. Obwohl ich die bisherige Lehrmeinung, die besagt, daß Ausdauer das A und O der körperlichen Kondition sei, nicht uneingeschränkt teile, möchte ich ihrer Wichtigkeit in der Praxis des Privat-Trainers dennoch gerecht werden. Für den Durchschnittsmenschen ist eine spürbare Verbesserung der Ausdauer kurzfristig und relativ schnell zu erreichen. Schon aus diesem Grund stellt das Ausdauertraining eine Quelle der Motivation dar.

Da ich in meiner täglichen Arbeit sehr häufig mit dem Problem Übergewicht konfrontiert bin, komme ich um das Ausdauertraining ebenfalls nicht herum. Der Fettstoffwechsel ist im aeroben Bereich am intensivsten, also muß ich eine übergewichtige Person aerob trainieren lassen. Um dieses Training so effektiv wie nur möglich zu gestalten, muß ich sie so trainieren, daß sich der aerobe Trainingsbereich vergrößert, sprich daß sie länger und bei höherer Belastung in diesem Bereich trainieren kann. Daher gilt: Mehr Grundlagenausdauer = höhere Belastbarkeit (und damit größerer Fettumsatz!) im Fettabbautraining

Gleichzeitig kann und muß ich mich aber auch um die Kraftgrundlage und die Muskelmasse kümmern. Die Größe des Muskelquerschnitts und die möglichen Kraftleistungen stehen in einem direkten Zusammenhang, das heißt, größere Muskeln entwickeln mehr Kraft. Darüber hinaus haben größere Muskeln aber auch einen höheren Energiebedarf, und das nicht nur beim Krafttraining, sondern immer, egal, ob die Muskeln gerade bewegt werden, oder ob Sie sich ausruhen. Muskeln brauchen immer eine bestimmte Energiemenge zur Regeneration und zur Aufrechterhaltung der Eigenspannung. Dieser Energieumsatz steigt, selbst in Ruhe, mit der Menge der Muskelmasse. Gleichzeitig verbrauchen die Muskeln auch bei jeder Tätigkeit mehr Energie, egal, ob Sie nun putzen, laufen oder Gewichte stemmen. Muskelmasse ist immer aktive Masse. Daher gilt: Mehr Muskeln = mehr Kraft und verbesserter Fettabbau. Sie können auch Kraft aufbauen, ohne das sich der Muskelquerschnitt deutlich vergrößert.

Wenn Sie sich so manchen Kraftdreikämpfer oder Gewichtheber ansehen (vor allem die in den leichteren Klassen, in denen die Sportler nicht Unmengen überflüssiges Fett mit sich herumschleppen), werden Sie schnell merken, daß viele dieser Athleten wesentlich weniger Muskelmasse haben als gleich große Bodybuilder. Trotzdem heben sie Lasten, die kaum einer dieser Bodybuilder bewegen könnte. Für den Gewichtheber zählen nur meßbare Ergebnisse. Er trainiert so lange auf Muskelaufbau, bis er eine zufriedenstellende Kraftgrundlage hat und weitere Umfangsvergrößerung immer schwerer wird. Dann geht er daran, mit reinem Krafttraining und solider Technikschulung diese Muskelmasse speziell für seine Ziele zu trainieren. Er benutzt das Training der intramuskulären Koordination und verschiedene Methoden zum Training der Maximalkraft, um am Wettkampftag möglichst viel Gewicht zur Hochstrecke bringen zu können.

Wenn er aber plötzlich keine weiteren Fortschritte mehr erzielen kann, bleibt ihm nichts anderes übrig, als mit der nun deutlich erhöhten Maximalkraft wieder ein Muskelaufbauprogramm zu absolvieren. Da er mittlerweile mehr Kraft hat, trainiert er jetzt auch im Muskelaufbautraining mit schwereren Gewichten und einer höheren Intensität als zuvor. Dadurch erreicht er weiteren Muskelzuwachs, der sich, Sie ahnen es schon, abermals in einer Vergrößerung der Maximalkraft niederschlägt. Daher gilt: Mehr Kraft = mehr Muskeln.

Versuchen Sie Fitneß als Gesamtkonzept zu sehen, als bestmögliche Ausbildung aller körperlichen (und auch geistigen) Eigenschaften. Schaffen Sie mit diesem Training bei Ihren Kunden eine Grundlage für körperliche und geistige Gesundheit, für Leistungsfähigkeit in Beruf, Freizeit und Sport und für die Regenerationsfähigkeit von den Belastungen des täglichen Lebens. Lesen Sie anschließend einige Beispielkonzepte, die Ihnen den Übergang von der Theorie in die Praxis erleichtern können.

Beispiel: Anfänger übergewichtig

Ich arbeite, wie schon erwähnt, ausschließlich mit Drei-Monats-Zeiträumen, in denen ich mit zwei sechswöchigen oder drei vierwöchigen methodischen Einheiten arbeite. Für einen leicht übergewichtigen Anfänger würden diese Phasen beispielsweise so aussehen: Vier Wochen Gerätegewöhnung und Erlernen der Übungen (leichte Gewichte, 15-20 Wiederholungen mit etwa 30 Prozent des theoretischen Maximalgewichtes für die jeweilige Übung); niedrigintensives Ausdauertraining (15-30 Minuten) zur Fettverbrennung oder als Grundlagentraining, Technikgewöhnung (Fahrrad, Laufen, Stepper oder ähnliches). Vier Wochen leichtes Krafttraining als Grundlagentraining (mittlere Gewichte, etwa 12-15 Wiederholungen mit 40-50 Prozent der Maximalleistung), Technikfestigung steht immer vor Ausbelastung; mittelintensives Ausdauertraining (20-30 Minuten), auch als Intervalltraining zur Verbesserung der Grundlagenausdauer. Vier Wochen leichtes Muskelaufbautraining (10-12 Wiederholungen mit 50-60 Prozent der Maximalleistung), längeres Ausdauertraining (30-45 Minuten) abwechselnd im Fettabbaubereich (niedrigintensiv) und im Grundlagentrainingsbereich (mittelintensiv, auch als Intervalltraining).

Beispiel: Wiedereinsteiger

Einen relativ fitten Wiedereinsteiger würde ich im zweiten Quartal so trainieren lassen: Sechs Wochen Krafttraining als Grundlagentraining (etwa 12-15 Wiederholungen mit 60-70 Prozent der Maximalleistung), mittelintensives Ausdauertraining (20-30 Minuten), auch als Intervalltraining zur Verbesserung der Grundlagenausdauer. Zwei Wochen Training der intramuskulären Koordination (3-6 Wiederholungen mit 80-90 Prozent der Maximalleistung), kurzes, niedrigintensives Ausdauertraining (10-15 Minuten) als aktive Erholung nach dem Gewichtstraining. Vier Wochen leichtes Muskelaufbautraining (mittlere Gewichte, etwa 12-15 Wiederholungen mit 40-50 Prozent der Maximalleistung), erst langsam wieder intensiver trainieren, mittelintensives Ausdauertraining (20-30 Minuten), auch als Intervalltraining zur Verbesserung der Grundlagenausdauer oder bei eventuell noch erhöhtem Körperfettanteil auch längeres Ausdauertraining (30-45 Minuten) im Fettabbaubereich (niedrigintensiv).

Beispiel: Bodybuilder

Wenn ich von Bodybuildern spreche, meine ich nicht den Fitneßsportler, dem es um Gesundheit, gutes Aussehen und eine Verbesserung der allgemeinen Leistungsfähigkeit geht. Bodybuilder sind spezialisierte Sportler, bei denen der Aufbau und die Ausformung von Muskelmasse im Vordergrund steht. Der so über mehrere Jahre modellierte Körper wird vor einem Kampfgericht in einer Reihe von Pflichtposen präsentiert. Eine Kür, bei der eigene kreative Kompositionen eingebaut werden können und ein freies Posing der Finalisten gehören ebenso zum Bodybuilding-Wettkampf. Die Tatsache, daß Bodybuilder Wettkämpfe bestreiten, heißt zwar, daß die Jahresplanung auf den Wettkampfkalender abgestimmt sein muß, aber es heißt noch lange nicht, daß sich die Trainingssysteme von Bodybuildern und Fitneßsportlern deutlich unterscheiden. Der Bodybuilder benutzt die gleichen »Werkzeuge« (Übungen, Methoden, Ausdauertraining, Beweglichkeitsschulung, Regeneration, kontrollierte Ernährung), aber er trainiert regelmäßiger und intensiver.

Ein großes Problem bei Bodybuildern ist das Übertraining. Angespornt durch Artikel und Videos oder persönlichen Kontakt zu Profi-Bodybuildern meinen viele junge Sportler, sie müßten und könnten die Grundsätze der Trainingslehre außen vor lassen. Sie erhöhen konstant die Intensität und den Umfang, nutzen jede kleine Lücke im Tages- oder Wochenplan für eine zusätzliche Trainingseinheit oder einen weiteren Satz, eine weitere Übung. Viele überschätzen dabei völlig die Regenerationsfähigkeit ihres Körpers. Anabole Steroide und andere Medikamente steigern in erster Linie die Regenerationsfähigkeit oder blenden Warnsignale des Körpers aus.

Trainingspläne, in denen etwa die Trizeps mit fünf verschiedenen Übungen und mit jeweils sechs Sätzen á acht bis zwölf Wiederholungen trainiert werden, und das im Doppel- oder Dreifach-Split-System zwei bis dreimal pro Woche, gehören entweder ins Reich der Phantasie oder sind vollgepumpten Doping-Spezialisten überlassen. Unter normalen Umständen ist der menschliche Körper nicht in der Lage, diese Belastungen zu verdauen. Bei vielen Bodybuildern in den unteren Leistungsklassen höre ich daher auch immer Klagen wie: »Jetzt schlafe ich schon zehn Stunden pro Nacht, esse wie ein Scheunendrescher, aber trotzdem bin ich immer total kaputt – und Fortschritte mache ich auch keine mehr.« Von hier aus ist der Schritt zu exzessivem Dopingmittel-Mißbrauch schnell getan. Dabei könnten viele dieser Athleten ihr natürliches Potential weiter ausschöpfen, wenn sie ihrem Körper auch mal eine Pause gönnen und den Trainingsumfang reduzieren würden.

Beispiel: Triathlet

Einer meiner Kunden war ein Triathlet, der durchschnittlich sechsmal in der Woche Radfahren, Laufen, Schwimmen oder Kombinationen dieser Sportarten trainierte, und das jeweils etwa zwei bis vier Stunden. Weder seine Zeitplanung (er hat auch eine Familie und einen Beruf) noch seine Regenerationsfähigkeit erlaubte eine weitere Steigerung dieses Trainingspensums. Leider stagnierte seine Leistung.

Wir vereinbarten, nach dem nächsten großen Wettkampf, das heißt zu Beginn seiner nächsten Vorbereitungsphase, gemeinsam zu trainieren. Klaus Körperfettanteil lag bei neun Prozent, daher konnte ich zur Abwechslung einmal das gesamte Fettabbautraining außen vor lassen. Seine Beinkraft war erheblich, eine Folge des jahrelangen Fahrradtrainings. Über Ausdauertraining bis in den Leistungsbereich weiß Klaus vermutlich heute noch mehr als ich, also konzentrierten wir uns auf zwei Aspekte: Kraft und Technik.

Nach einer Erholungspause von zwei Wochen machten wir uns ans Werk. Klaus trainierte »nur« noch zweimal die Woche seine Ausdauerprogramm, ganz wie gewohnt. In der Vorbereitungsphase bedeutete das für ihn lange und mittelintensive Einheiten auf dem Rad, der Laufstrecke oder im Schwimmbad. In den ersten sechs Wochen ließ ich ihn parallel dazu zweimal die Woche ein Ganzkörperprogramm zum Muskelaufbau trainieren, auf das immer ein Ruhetag folgte. Am siebten Tag beschäftigten wir uns ausschließlich mit technischen Details, die Klaus dann in der nächsten Woche im Training umsetzen sollte. So verbesserten wir seinen Kraul-Armzug und seine Beinarbeit beim Schwimmen.

Triathleten sind häufig daran gewöhnt, beim Schwimmen einen Neoprenanzug zu tragen, der eigentlich vor Kälte schützen soll. Da der Neoprenanzug aber einen gewissen Auftrieb hat, gewöhnen sich vor allem Sportler, die nicht aus dem Schwimmsport zum Triathlon kommen, schnell an, die Beine für das anschließende Radfahren zu schonen und beim Schwimmen nur »hinterherzuziehen«. Klaus lernte unter meiner Anleitung, seine Beine beim Kraulschwimmen effektiv einzusetzen, ohne sie dabei übermäßig anzustrengen, und verbesserte alleine damit seine Schwimmzeit um fast zwei Minuten auf 1000 Meter. Auch beim Radfahren analysierten wir seine Haltung und seine Bewegungsabläufe. Anschließend fuhr Klaus zwar nur unwesentlich schneller, was ihn zuerst sehr enttäuschte, aber beim ersten Probetriathlon merkte er, daß sein Radfahrstil ökonomischer geworden war und er nun wesentlich mehr Energie zum Laufen übrig hatte. Die Beine waren trotz der Mehrbelastung beim Schwimmen bei weitem nicht so erschöpft.

An den beiden Krafttrainingstagen trainierten wir in den ersten sechs Wochen ein klassisches Muskelaufbauprogramm für den gesamten Körper. Da Klaus schon einen sehr guten Trainingszustand im Ausdauerbereich mitbrachte und seine Belastbarkeit selber gut einschätzen konnten, trainierten wir hart und intensiv. Sein Körper schien nur darauf gewartet zu haben. Er legte schnell Muskelmasse zu. Anfangs kam er damit sehr schlecht klar, weil er befürchtete, langsamer zu werden. Wir hatten aber ausgemacht, daß er mir vertrauen würde und wir erst drei Monate später ein Resümee ziehen wollten.

Nach den ersten sechs Wochen trainierten wir zwei Wochen im Bereich der intramuskulären Koordination, und bei einigen Maximalkraftversuchen gelang es Klaus sogar, die errechneten Werte deutlich zu übertreffen. Abschließend folgten noch einmal vier Wochen Muskelaufbautraining, aber diesmal mit niedrigerer Intensität und höheren Wiederholungszahlen sowie etwa fünf Sätzen mehr pro Trainingseinheit. Klaus legte in den drei Monaten fast vier Kilo Gewicht zu, und da sein Körperfettgehalt unverändert blieb, wage ich zu behaupten, daß es reine Muskelmasse war. Vor allem das Training in den letzten vier Wochen modellierte seinen Körper und bereitete ihn wieder auf das reine Triathlontraining vor. Und die Ergebnisse? Klaus verbesserte sich insgesamt um etwa acht Prozent, wobei er beim Schwimmen gleich einige Minuten einsparte. Beim Laufen ist er ebenfalls schneller und hat am Ende sogar noch Kraft für einen Endspurt, bei dem er sich meistens noch an fünf oder sechs völlig erschöpften Athleten vorbeischieben kann. Er war nicht unzufrieden und plant Anfang des nächsten Jahres wieder eine Vorbereitungsphase mit mir durchzuführen.

Beispiel: Schwer Übergewichtige

Bei sehr schwer Übergewichtigen müssen Sie einige wichtige Dinge beachten. Seien Sie nie hochnäsig, wenn Sie einen dermaßen unfitten und dicken Menschen vor sich stehen haben. Sie wissen nicht, welche Gründe zu der derzeitigen Situationen geführt haben und ob Ihnen nicht genau das Gleiche hätte passieren können. Bewundern Sie diesen Menschen lieber dafür, daß er trotz seiner schlechten Voraussetzungen die Kraft und die Motivation findet, aktiv an seinen Problemen zu arbeiten, anstatt sich seinem Schicksal einfach zu ergeben. Arbeiten Sie an Ihrer eigenen Toleranz und bemühen Sie sich, Verständnis für die speziellen Probleme und für die Rückschläge zu entwickeln, die sich geradezu zwangsläufig in ihrer Zusammenarbeit ergeben werden. Beachten Sie vor allem folgende Punkte:

Beim schwer Übergewichtigen gehen hohes Körpergewicht und geringe Leistungsfähigkeit oft eine Allianz ein. Vergessen Sie Körpergewichtsübungen wie Klimmzüge, Dips oder Liegestütz. Benutzen Sie Übungen, in denen man den Widerstand problemlos auch an die geringe Leistungsfähigkeit anpassen kann. Am Anfang eines progressiven Widerstandstrainings sollten Übungen stehen, die über mehrere Gelenke gehen und viele Muskeln beanspruchen, wie Beinpressen, Bankdrücken, Latziehen in verschiedenen Varianten, Nackendrücken und ähnliches.

Laufen verbietet sich bei schwer Übergewichtigen wegen der hohen Belastung für Hüft-, Knie- und Sprunggelenke von selbst. Außerdem läßt sich beim Laufen die Intensität im unteren Leistungsbereich nicht fein genug justieren. Benutzen Sie für das Ausdauertraining lieber gelenkschonende Sportarten wie Radfahren oder Schwimmen, weil bei diesen Sportarten nicht das gesamte Körpergewicht mitsamt Bewegungsenergie auf den Gelenken lastet.

Viele Menschen können nicht schwimmen. Schwer Übergewichtige möchten oft nicht in ein Schwimmbad, weil sie sich dort in Badebekleidung den Blicken anderer Menschen aussetzen müssen. In diesen Fällen bleibt am Anfang nur das Training auf dem stationären Fahrrad übrig.

Mit Einschränkungen können Sie auch Gehen in das Ausdauerprogramm eines schwer Übergewichtigen aufnehmen. Oft ist bei diesen Menschen die Ausdauer so schlecht, daß sie gar nicht laufen können und schon Schwierigkeiten haben, länger als fünf oder zehn Minuten zügig zu gehen. Machen Sie sich in diesem Fall die Vorteile der Intervallmethode zunutze, um auf eine akzeptable Gesamttrainingsdauer zu kommen. Lassen Sie Ihren Kunden ein paar Minuten gehen, bis erste Anzeichen körperlicher Erschöpfung auftreten oder geäußert werden, dann machen Sie zwei oder drei Minuten Pause und setzen anschließend das Gehen fort. So kommen schnell 30 bis 45 Minuten zusammen, und die Ausdauer wird sich in kürzester Zeit so verbessern, daß die Pausen überflüssig werden.

Denken Sie immer daran, daß eine Belastung, die Sie vielleicht gar nicht spüren, für einen schlecht trainierten Menschen schon subjektiv oder objektiv sehr hoch sein kann. Die meisten Übergewichtigen brechen Trainingsprogramme schnell wieder ab, weil die Belastung vor allem am Anfang zu hoch ist. Das bewirkt nicht nur, daß sich der Trainierende schnell erschöpft und überlastet fühlt, sondern es verhindert auch zuverlässig das Einsetzen aller erwünschten Trainingseffekte. Sobald der Kunde das feststellt, bricht er ab. Beginnen Sie wirklich bei Null und steigern Sie in kleinen Schritten. Die Progression kommt ganz von selbst, wenn Sie Ihren Kunden über die kritischen ersten Wochen bringen.

Sollten beim Gerätetraining die niedrigsten Gewichtseinstellungen noch zu schwer für Ihren übergewichtigen und untrainierten Kunden sein, müssen Sie das Gerät streichen und auf andere Übungen ausweichen, die entweder mit leichteren Kurzhanteln oder gänzlich ohne Gewichte ausgeführt werden. Sparen Sie sich negative Bemerkungen und akzeptieren Sie die (niedrige) Leistungsfähigkeit des Kunden als reinen Zahlenwert, mit dem Sie sachlich arbeiten. Sie verlangen ja auch nicht von einem Kleinwagen die Motorleistung eines Sportwagens. Ermutigen Sie Übergewichtige, vernünftige Mengen zu essen – aber von den richtigen Lebensmitteln. Die meisten Menschen sind gar nicht dick, weil sie einfach nur zuviel essen – sie essen oftmals nur zu fett- und zuckerhaltig.

Geben Sie sich und Ihrem Kunden Zeit. Das Wichtigste ist, daß Sie nicht am Anfang der Zusammenarbeit Versprechen machen, die Sie nicht einhalten können. Bereiten Sie den Übergewichtigen darauf vor, daß er vermutlich langfristig mit Ihnen zusammenarbeiten muß. Entwickeln Sie unter Umständen einen anderen Abrechnungsmodus, um diese Zusammenarbeit für beide attraktiv zu machen. Statt der üblichen DM 400,- für drei Monate können Sie eventuell ein paar Ihrer Rabatte einräumen oder den Betreuungszeitraum auf sechs Monate ausdehnen, weil Sie bei einem schwer Übergewichtigen das Training ohnehin nicht ständig verändern müssen. Wenn das Training und die Ernährung einmal richtig laufen, müssen Sie einfach die Zeit für sich arbeiten lassen.

*

9. Ernährung

Auswertung der erhobenen Daten

In Kapitel 7 habe ich Ihnen beschrieben, wie Sie Daten zur Ernährung Ihres Kunden sammeln können. Werten Sie diese Daten sorgfältig aus. Am leichtesten fällt dies, wenn Sie einen Computer mit einer entsprechenden Software besitzen. Sie klicken aus einer übersichtlich geordneten Liste das Nahrungsmittel an, geben die Menge an und erhalten sofort eine Übersicht über Kaloriengehalt, Fett-, Eiweiß- und Kohlenhydratverteilung, eventuell auch noch über Vitamin- und Mineralstoffgehalt des entsprechenden Lebensmittel. Einige Programme stellen aus Ihren Angaben eine Liste zusammen und vergleichen die gesamten Inhaltsstoffe der Lebensmittel mit der Vorgabe eines Optimums, welches Sie vorher festlegen können. Wenn Sie nicht über entsprechende technische Hilfsmittel verfügen, müssen Sie sich der guten alten Nährwerttabelle bedienen. Dazu ein paar Tips:

Bewerten Sie die Kalorienangaben nicht über. Kalorien sind eine physikalische Größe, die sich nicht uneingeschränkt auf den menschlichen Körper übertragen läßt. Betrachten Sie den Kalorienwert immer nur als Tendenz, an der Sie feststellen können, ob jemand deutlich zuviel oder zuwenig Nahrung zu sich nimmt.

Achten Sie auf den Fettgehalt der Lebensmittel. Jedes Gramm Fett, daß mit der Nahrung aufgenommen wird, landet vor einer eventuellen Verwertung als Energielieferant erst einmal in den Fettdepots! Von dort wird es nur unter ganz bestimmten Bedingungen wieder abgerufen. In Ruhe ist der prozentuale Anteil der Fettverbrennung am Gesamtenergieumsatz relativ am höchsten, aber der Umsatz (die tatsächlich verbrauchte Menge) ist sehr gering. Durch aerobes Training und die damit einhergehende Energiebereitstellung läßt sich die Fettverbrennung deutlich steigern. Ab dem Moment, in dem die Sauerstoffzufuhr aber mit dem momentanen

Bedarf nicht mehr mithalten kann, Sie also eine Sauerstoffschuld eingehen und einen Teil Ihres Energieumsatzes aus der anaeroben (sauerstoffarmen oder -losen) Verbrennung von Glucose (Kohlenhydraten) decken, sinkt die Fettverbrennung drastisch. Sie, beziehungsweise Ihr Kunde, müssen sich also jedes Gramm Nahrungsfett in langandauerndem, niedrigintensivem Ausdauertraining wieder »abstrampeln«.

Achten Sie darauf, daß die Nahrungsmittel überwiegend Eiweiß oder Kohlenhydrate enthalten. Zum Frühstück ist eine Mischung mit mehr Kohlenhydraten anzuraten, wobei für den schnellen Stoffwechseltyp komlexe (langkettige) Kohlenhydrate wie etwa aus Vollkornprodukten und ein höherer Eiweißanteil anzuraten ist. Der langsame Stoffwechseltyp benötigt einen höheren Anteil an kurzkettigen Kohlenhydraten, einen kleinen Anteil an komplexen Kohlenhydraten und einen geringeren Eiweißanteil.

Etwa ein bis zwei Stunden vor dem Training empfiehlt sich eine Portion kurz- bis mittelkettiger Kohlenhydrate, um die Energiespeicher zu füllen. Obst oder Nudeln können hier eine gute Wahl sein. Unmittelbar nach dem Training ist der Kohlenhydratbedarf aufgrund der Leerung der Glykogenspeicher ebenfalls sehr hoch, während Eiweiße in dieser Zeit nur schlecht resorbiert werden. Der richtige Zeitpunkt für eine eiweißreiche Mahlzeit ist etwa zwei Stunden nach dem Training. Zusätzlich können in der gesamten Regenerationsphase nach einer Trainingseinheit die Eiweißanteile zu Lasten des Fettgehaltes angehoben werden. Die Kohlehydratversorgung sollte konstant bleiben und richtet sich nach dem Gesamtenergieumsatz.

Halten Sie sich nicht zu lange an der Berechnung der einzelnen Vitamin- und Mineralstoffwerte auf. Sie haben es hier mit einer Fülle von Werten zu tun, die keinesfalls auf die tatsächlich verspeiste Mahlzeit übertragbar sind. Bei den Angaben in den Nährwerttabellen handelt es sich um Durchschnittswerte oder stichprobenhaft ermittelte Werte, die problemlos völlig vom tatsächlichen Gehalt der Nahrungsmittel abweichen können. Der Vitamin- und Mineralstoffgehalt richtet sich nach Hunderten von Faktoren, darunter Bodenbeschaffenheit des Anbaugebietes, Transportwege und -dauer, Art und Dauer der Lagerung, Alter des Lebensmittels, Konservierung, Zubereitung, Dauer bis zum Verzehr und so weiter.

Tatsächlich kann eine simple Orange, die in vielen Tabellen mit 200mg Vitamin C Gehalt angegeben ist, zwischen null und 500mg oder mehr Vitamin C enthalten. Ermuntern Sie Ihre Kunden lieber, ein ausgewogenes oder noch besser ein auf den jeweiligen Stoffwechseltyp zugeschnittenes Vitamin- und Mineralstoffpräparat zu sich zu nehmen, um die Grundversorgung unabhängig aller äußeren Einflußfaktoren sicherzustellen. Im Novagenics Verlag finden Sie mit dem »Fettbuch« (siehe Anhang 5) ein Nachschlagewerk, in dem Sie schon beim Einkauf den Fettgehalt der gängigsten Nahrungsmittel und Markenprodukte nachschlagen können. Darüber hinaus gibt es viele Rezeptbücher, die Ihnen Rezepte für eine fettarme Ernährung liefern.

Abschließend noch ein paar Worte zum Thema Cholesterin. Cholesterin ist ein wichtiger Stoff, den der Körper selber herstellt. Cholesterin liegt in vielen Unterformen vor, die zum Teil extrem wichtig für die Gesundheit des Menschen sind. Cholesterin übernimmt wichtige Funktionen im Zellstoffwechsel, hilft bei der Bildung von Sexualhormonen, Gallensaft und Vitamin D. Cholesterin kommt aber auch in einigen Nahrungsmitteln tierischer Herkunft vor, wie etwa in Eiern, Milchprodukten, Fleisch etc.. Nun sind die Cholsterinmoleküle aber so groß, daß sie die Darmwand nicht direkt passieren können, das heißt, das mit der Nahrung aufgenommene Cholesterin führt nicht unbedingt direkt zu einer Erhöhung des Blutcholesterinspiegels. Man hat hingegen festgestellt, daß bestimmte Nahrungsmittel, wenn sie regelmäßig aufgenommen werden, die körpereigene Produktion von Cholesterin heben oder senken. Haferflocken und Vollkornprodukte haben, ebenso wie regelmäßige sportliche Betätigung, nachweisbar einen cholesterinsenkenden Effekt, während eine Ernährung, die reich an tierischen, aber auch an bestimmten pflanzlichen Fetten ist, eher den Cholesterinspiegel ansteigen läßt.

Auch die Höhe des gemessenen Cholesterinspiegels ist nicht sehr aussagekräftig. Es gibt Menschen, die mit einem Cholesterinspiegel von 400 über neunzig Jahre alt werden und nicht die geringsten Anzeichen von Arteriosklerose haben, während andere trotz niedriger Cholesterinspiegel von weit unter 200 eben diese Erkrankung bekommen und früh sterben. Machen Sie daher keine absoluten Aussagen zum Cholesterinspiegel Ihrer Kunden. Sie sind kein Arzt und Sie bewegen sich auf einem Feld, das

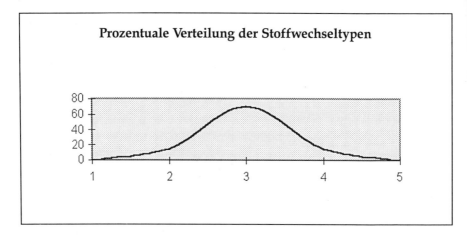

wissenschaftlich noch nicht ausreichend abgeklärt ist. Ein hoher Cholesterinspiegel allein ist noch kein Grund zur Besorgnis, ein plötzlich oder kontinuierlich ansteigender Cholesterinspiegel dagegen schon. Verweisen Sie Kunden mit Problemen in diesem Bereich an einen Arzt oder eine Spezialklinik.

Feststellen des Stoffwechseltyps

Kaum ein Mensch ist darüber informiert, daß es völlig unterschiedliche Stoffwechseltypen gibt. Zwar hat fast jeder schon einmal die Beobachtung gemacht, daß manche Menschen scheinbar essen können »wie ein Scheunendrescher« und dabei nicht zunehmen, während andere trotz (oder gerade) wegen kleinster Nahrungsmengen ununterbrochen zunehmen. Über die Hintergründe dieser Phänomene gibt es leider nur wenig Informationen.

Lassen Sie sich von Ihren Kunden im Laufe des ersten Termins den Vordruck »Test zum Stoffwechseltyp« ausfüllen und werten sie ihn anschließend anhand des Auswertungsbogen aus. Sie finden Vordrucke in Kapitel 7. Anhand des Ergebnisses erhalten Sie mit relativ großer Sicherheit Aufschluß darüber, ob Ihr Kunde eher einen schnellen, einen langsamen oder einen mittleren Stoffwechsel hat. Extrem schnelle Stoffwechseltypen sind oft hager, haben Probleme beim Aufbau von Muskelmasse und klagen oft über Magenprobleme wie Aufstoßen, Sodbrennen oder Magenschleimhautentzündung. Menschen mit einem extrem langsamen Stoffwechsel haben oft Übergewicht oder einen relativ hohen Körperfettanteil, der im Gegensatz zu einer ausgewogenen oder unterkalorischen Ernährung stehen kann und klagen oft über Verstopfung, Blähungen und Völlegefühl im Magen-Darm-Bereich.

Diese Ausgangssituationen erfordern natürlich völlig gegensätzliche ernährungstechniche Maßnahmen. Während der schnelle Stoffwechseltyp mit einer zu kurzen Verweildauer der Nahrung im Körper und einer daraus resultierenden unvollständigen Resorption der Nährstoffe zu kämpfen hat, passiert die Nahrung den Verdauungstrakt des langsamen Stoffwechseltyps viel zu langsam. Gerade die heutzutage oft propagierte »Vollwerternährung« mit ihrem hohen Anteil an naturbelassenen, unverarbeiteten Lebensmitteln und dem hohen Ballaststoffanteil stellt die langsame und wenig effektive Verdauung des langsamen Stoffwechseltyps vor schier unlösbare Probleme. Die nur schwer verdaulichen Nahrungsbestandteile verbleiben teilweise verdaut beziehungsweise unverdaut im Darm und beginnen dort oft zu faulen. Wenn der Darm dann weiter versucht, seinen Inhalt zu verdauen, kommt es aufgrund einer Resorption von Faulgiften häufig zu einer Autotoxikation (Selbstvergiftung). Anzeichen dafür können Kopfschmerzen, Übelkeit, Unwohlsein und verstärkte Darmträgheit bis hin zur Darmlähmung sein.

Aber auch der schnelle Stoffwechseltyp bleibt nicht von Problemen verschont. Aufgrund seines »nervösen Magens« wird ihm von ärztlicher Seite häufig »Schonkost« verschrieben, eine leicht verdauliche Kost, die überwiegend aus Fisch, Gemüse und Kartoffeln (oft als Brei), Säften und verschiedenen Obstsorten besteht. Diese leichtverdauliche Ernährung wirkt bei einem schnellen Stoffwechsel wie Stroh in einem Feuer. Die Nahrung passiert den Darm noch schneller als gewöhnlich und läßt dem Körper keine Zeit, die ohnehin nur spärlich vorhandenen, aber dringend benötigten Nährstoffe herauszuziehen. Das Ergebnis ist häufig Durchfall, eine Schwächung des gesamten Körpers und damit eine Verschlimmerung der bestehenden Probleme.

Der schnelle Stoffwechseltyp braucht eine reichhaltige und eher schwer verdauliche Nahrung. Er kann mehrere Mahlzeiten besser vertragen als der langsame Stoffwechseltyp, der viel Zeit zum Verdauen braucht. Aufgrund der langen Verweildauer im Verdauungstrakt muß die

Nahrung des langsamen Stoffwechseltyps überwiegend leicht verdaulich sein. Er braucht nicht so viel und nicht so häufig Nahrung, weil sein Grundumsatz niedriger ist und er sorgfältiger verdaut.

Beiden Extremformen des Stoffwechsels kann geholfen werden, wenn die Vitamin-, Mineralstoff-, und Enzymversorgung dem jeweiligen Stoffwechseltyp angepaßt ist. Es gibt spezielle Präparate, die entsprechende Mischungen enthalten. Sinn dieser Mischungen ist es, den schnellen, sauren Stoffwechsel durch die Gabe von eher basisch wirkenden oder in einer basisch gebundenen Form vorliegenden Mikronährstoffen etwas zu verlangsamen und umgekehrt den langsamen, eher basischen Stoffwechsel durch die Gabe von sauren, verdauungsunterstützenden Mikronährstoffen und verdauungsfördernden Enzymen etwas schneller zu machen. Erkundigen Sie sich in Sporternährungs-Fachgeschäften nach entsprechenden Präparaten und bieten Sie diese Ihren Kunden an.

Aufstellen von Ernährungsplänen

Orientieren Sie sich beim Aufstellen von Ernährungsplänen immer an den Ernährungsprotokollen, die Sie von Ihren Kunden erhalten haben. Diese geben Ihnen einen ungefähren Eindruck von den persönlichen Vorlieben Ihrer Kunden. Machen Sie bitte nie den Fehler, dem Kunden einen völlig losgelösten Plan mit optimalen Nährwertvorgaben auf den Tisch zu hauen. Der Mensch ist ein Gewohnheitstier, und nichts ist schwieriger, als jahre- oder gar jahrzehntelange Gewohnheiten von einem Tag auf den anderen über Bord zu kippen.

Es ist viel einfacher und auch pädagogisch sinnvoller, alte Gewohnheiten langsam und Schritt für Schritt durch neue zu ersetzen. Nehmen Sie ein typisches Ernährungsprotokoll des Kunden als Vorgabe, erfragen Sie gegebenenfalls weitere Vorlieben und Abneigungen für oder gegen bestimmte Nahrungsmittel und beginnen Sie dann in kleinen Schritten, die gröbsten »Sünden« gegen akzeptable Lebensmittel auszutauschen. Machen Sie immer mehrere Vorschläge, und wenn ein Kunde absolut nicht von seinem Lieblings-Camembert oder von der Sahnesauce ablassen kann, dann sparen Sie diesen Punkt vorerst aus oder schlagen als Kompromiß wenigstens eine Reduktion der Menge vor. Der Mensch braucht seine gelegentlichen »Leckerlis«, und da wir die Ernährungsumstellung

Ernährungsplanung: Ausgangslage (Ernährungsprotokoll)

Rolf

Uhrzeit	Ort	Nahrungsmittel und Getränke	Menge
8:15	zu Hause	Kaffee	2 Tassen
		Kondensmilch, 7,5 % Fett	4 Teelöffel
		Zucker	2 gehäufte Teelöffel
		Butter	etwa 2 Teelöffel
		Weißbrot	1 ganzes Baguette
		Brie Käse 50 % Fett	80 g
		Milch 3,5 % Fett	200 ml
10:00	Kantine	Weizentoast	3 Scheiben
		Leberwurst	50 g
		Kaffee	2 Tassen
		Zucker	2 gehäufte Teelöffel
13:00	Kantine	Eisbein	300 g
		große Cola	300 ml
16:00		Großer Nougatriegel	75 g
		Kaffee	2 Tassen
		Zucker	2 gehäufte Teelöffel
19:00	zu Hause	Weizentoast	
		Käse, Camembert	5 Scheiben
		Butter	ca. 80 g
			etwa 4 Teelöffel
21:00	Kneipe	Bier (Pils)	3 Gläser á 200 ml

Ernährungsplanung: Auswertung des Ernährungsprotokolls

Rolf		kcal	Kohlenhydrate	Eiweiß	Fett	Ballaststoffe
	Optimal	3000	476	140	50	20
	Real	3789	249	139	221	12
600 g	Bier Pils	282	24	6	0	0
80 g	Brie-Käse 50 %	274	0	18	22	0
40 g	Butter	301	0	0	33	0
80 g	Camembert 60 %	302	0	14	27	0
300 g	Cola	132	33	0	0	0
300 g	Eisbein	861	0	54	66	0
20 g	Kondensmilch	27	2	1	2	2
50 g	Leberwurst	210	0	6	21	0
200 g	Milch 3,5	132	9	7	8	0
75 g	Nougat	431	40	7	26	3
100 g	Sahnequark	167	3	11	11	3
100 g	Weißbrot	247	50	8	1	1
100 g	Weizentoast	265	48	7	4	4
40 g	Zucker	158	40	0	0	0

immer als langfristigen Prozeß betrachten müssen, sollten wir nie mit zu viel Härte an die Sache herangehen. Der beste und ausgewogenste Diätplan hilft nichts und niemandem, wenn er keine Akzeptanz findet.

Schauen wir uns noch einmal Rolfs Ernährung an. Rolf gab mir am Anfang unserer Zusammenarbeit unter anderem das obenstehende Ernährungsprotokoll ab.

Um es kurz zu machen: Rolf aß deutlich zuviel (etwa 3800 kcal. anstatt 3000), dabei nahm er gerade etwas mehr als die Hälfte des Sollwertes an Kohlehydraten zu sich (und diese stammten zu einem großen Teil aus Süßigkeiten und zuckerhaltigen Getränken und nicht aus Quellen komplexer Kohlehydrate), sein Eiweißbedarf war gedeckt, wie in unseren Breiten üblich, na ja, und Fett... Rolf nahm etwa viermal soviel Fett auf wie für ihn gut gewesen wäre. Man sah es auch ein wenig. Nun möchte ich Ihnen zwei Änderungsstufen für dieses Enährungsbeispiel zeigen, die Rolfs Ernährung nicht völlig auf den Kopf stellen und auch nicht mit (allen) liebgewordenen Gewohnheiten brechen, aber die Ernährung deutlich optimieren (1. Änderungsstufe). Seine Vorliebe für Käse und Brot habe ich entsprechend berücksichtigt, und auch seine Bierchen und die Schokolade gönne ich ihm (noch).

Rolfs Ernährung war jetzt leicht unterkalorisch, wobei er an diesem Tag einfach etwas weniger gegessen hat als sonst. Der Anteil an Kohlehydraten ist etwas gestiegen und kommt jetzt zu einem deutlich höheren Teil aus Nahrungsmitteln, die komplexe Kohlehydrate oder wenigstens natürliche Fructose anstelle von Raffineriezucker liefern. Der Eiweißgehalt war an diesem Tag, auch bedingt durch die Mittagsmahlzeit in der Kantine, etwas zu niedrig und könnte ergänzt werden, vor allem, weil Rolf jetzt, mehr als drei Monate später, regelmäßig mit Gewichten trainiert. Auf meine Frage, wie er mit den Änderungen klarkommt, antwortete er mir: »Welche Änderungen? Das bißchen mehr Obst? Alles bestens!«

Nach weiteren vier Monaten hat sich bei Rolf einiges geändert. Die Rettungsringe sind weg, seine Muskulatur ist deutlich besser trainiert und er macht sowohl bekleidet als auch in Badehose eine viel bessere Figur. Sein Fitneßzustand hat sich unglaublich verbessert, er trainiert jetzt regelmäßig zwei bis dreimal in der Woche mit Geräten und mindestens dreimal im Ausdauerbereich. Während der letzten vier Monate habe ich weiterhin Woche für Woche kleine Veränderungen an Rolfs Ernährung vorgenommen und sie Schritt für Schritt an die veränderten Bedürfnisse seines Körpers angepaßt (2. Änderungsstufe)

Alle Werte in den obigen Tabellen sind mit Hilfe der CD-ROM Fit im Studio ausgewertet worden. Bei unklaren Angaben im Speiseplan habe ich Schätzungen vorgenommen. Die Angaben müssen auch nicht auf Kalorie oder Gramm genau sein, man erkennt die Trends auch so sehr deutlich. Noch ein ganz wichtiger Punkt:

Arbeiten Sie daher immer zuerst mit kleinen Veränderungen des bestehenden Eßverhaltens. Wenn Ihre Kunden Sie nach Rezepten fragen, können Sie ihnen ruhig einige geben, aber achten Sie dabei auf Vorlieben oder Abneigungen des Kunden. Natürlich ist Fisch gesund, eiweißreich

Ernährungsplanung: 1. Änderungsstufe

Rolf

Uhrzeit	Ort	Nahrungsmittel und Getränke	Menge
8:15	zu Hause	Kaffee	2 Tassen
		Kondensmilch, 7,5 % Fett	4 Teelöffel
		Zucker	2 Teelöffel
		Vollkornbrot (schwarz)	1 kleine, dünne Scheibe
		Tilsiter Käse 30 % Fett	eine kleine Scheibe (ca. 60 g)
		Müsli	75 g
		Milch	200 ml
10:00	Kantine	Banane	1
		Fruchtquark	250 g
13:00	Kantine	Reistopf mit Huhn	250
		große Apfelschorle	500 ml
16:00		halbe Tafel Vollmilchschokolade	50 g
19:00	zu Hause	dicke Scheibe Graubrot	2 Scheiben
		Schinken, roh	2 Scheiben
		Käse, Gouda	ca. 60 g
		Butter	etwa 2 Teelöffel
21:00	Kneipe	Bier (Pils)	3 Gläser á 200 ml

Ernährungsplanung: Auswertung der 1. Änderungsstufe

Rolf		kcal	Kohle-hydrate	Eiweiß	Fett	Ballast-stoffe
	Optimal	3000	476	140	50	20
	Real	2748	287	114	106	47
250 g	Apfelsaft	118	28	0	0	0
150 g	Banane	135	31	2	0	3
600 g	Bier Pils	282	24	6	0	0
20 g	Butter	150	0	0	17	0
60 g	Gouda	219	0	15	18	0
100 g	Graubrot	250	51	6	1	5
20 g	Kondensmilch	27	2	1	2	2
200 g	Milch 3,5	132	9	7	8	0
75 g	Müsli	254	48	8	3	6
250 g	Quark, mager	195	10	35	1	10
250 g	Reistopf mit Huhn	203	15	5	13	15
30 g	Schinken	112	0	5	10	0
50 g	Schokolade	240	24	3	15	0
60 g	Tilsiter, Käse	213	0	16	17	0
75 g	Vollkornbrot	179	35	5	1	6
10 g	Zucker	39	10	0	0	0

und fettarm, aber wenn Ihr Kunde einen Ekel gegen Fisch hat, nutzen ihm fünf Fischgerichte oder der Hinweis, regelmäßig ein oder zwei Fischtage zu machen, herzlich wenig. Arbeiten Sie immer individuell und orientieren Sie sich ganz eng am Kunden.

Nutzen Sie Rezeptsammlungen, wie etwa »Kraftstoff – Rezepte für Masse« oder »Stahlhart – Rezepte für Fettabbau«, beide erschienen im Novagenics Verlag (siehe Anhang 5), oder stellen Sie selber Rezepte zusammen, die fettarm sind und je nach Verwendungszweck einen höheren Eiweiß- oder Kohlenhydratanteil aufweisen.

*

Ernährungsplanung: 2. Änderungsstufe

Rolf Uhrzeit	Ort	Nahrungsmittel und Getränke	Menge
8:15	zu Hause	Kaffee	1 Tasse
		Kondensmilch, 7,5 % Fett	1 Teelöffel
		Zucker	½ Teelöffel
		Vollkornbrot (schwarz)	2 Scheiben
		Hüttenkäse 7,5 % Fett	30 g
		mit Petersilie	30 g
		Früchtemüsli	125 g
		Magermilch	200 ml
		ein Apfel	100 g
10:00	Pause, Büro	Nektarine	1
		Magerquark	100 g
		mit Ananas (frisch)	100 g
		Vollkornbrot mit Tomaten und Zwiebeln	2 Scheiben
		Kaffee	1 Tasse
		Kondensmilch	1 Teelöffel
13:00	Kantine	Hühnerbrust	150 g
		Kartoffeln	200 g
		Möhrengemüse	150 g
		großes Wasser	500 ml
		mit Grapefruitsaft	150 ml
		Eiweißriegel Schoko	40 g
16:00		Magermilch	400 ml
		mit Proteinpulver	25 g
19:00	zu Hause	Vollkornbrot, Mischbrot	je 2 Scheiben
		Lachsschinken	2 Scheiben 40 g
		Käse, Limburger	40 g
		Butter	1 Teelöffel
		Salat, Tomaten, Gurke, Paprika	große Portion
20:00	Spazieren		100 g
21:00	zu Hause (Fernsehen)	Fruchteis	1 Glas á 300 ml
		großes Bier (Pils)	
		Eiweißriegel Schoko	40 g

Ernährungsplanung: Auswertung der 2. Änderungsstufe

Rolf		kcal	Kohlehydrate	Eiweiß	Fett	Ballaststoffe
	Optimal	3000	476	140	50	20
	Real	3123	464	181	38	94
100 g	Ananas (frisch)	56	7	0	0	1
100 g	Apfel	50	11	0	0	2
10 g	Butter	75	0	0	8	0
100 g	Fruchteis	138	29	2	2	0
125 g	Früchtemüsli	424	80	13	6	10
150 g	Grapefruitsaft	71	15	1	0	0
60 g	Gurke	7	1	0	0	0
150 g	Hühnerbrust	149	0	34	1	0
30 g	Hüttenkäse	32	1	3	2	1
200 g	Kartoffeln	140	29	4	0	5
20 g	Kondensmilch	27	2	1	2	2
75 g	Kopfsalat	8	1	1	0	1
40 g	Lachsschinken	58	0	7	3	0
40 g	Limburger, Käse	73	0	11	3	0
400 g	Milch entrahmt	144	20	14	2	20
150 g	Mischbrot	375	77	9	2	8
150 g	Möhrengemüse	39	7	2	0	5
80 g	Nektarine	51	13	1	0	13
50 g	Paprika	14	3	1	0	0
30 g	Petersilie	8	0	0	0	1
300 g	Pils (Bier)	141	12	3	0	0
25 g	Protein 85	14	1	21	1	0
80 g	Proteinriegel	318	42	23	7	0
100 g	Quark, mager	78	4	14	0	4
150 g	Tomaten	26	4	2	0	3
200 g	Vollkornbrot	478	92	14	2	16
10 g	Zucker	39	10	0	0	0
30 g	Zwiebeln	10	2	0	0	1

10. Tips und Tricks

Firmenlogo

Sie brauchen auf jeden Fall ein Firmenlogo, das heißt, einen Schriftzug oder ein Symbol, daß für Ihre Firma steht. Es sollte einprägsam und auffallend sein. Sie brauchen nicht unbedingt zu einem Grafikdesigner zu gehen und teures Geld auszugeben. Viele Grafik/Design-Studenten freuen sich auch über kleinere Aufträge und arbeiten preiswert. Vielleicht lassen Sie auch einfach Ihre Kreativität spielen und entwerfen selbst ein Logo. Wenn Sie einen Computer besitzen, können Sie mit einem Grafikprogramm entweder selber zeichnen oder beispielsweise Fotos, etwa von einer Sport-Foto-CD-Rom, verfremden und so zu einem schönen Logo kommen. Nehmen Sie aber nicht die erstbeste Hantel aus einer Clip-Art-Sammlung. Diese Bilder werden von vielen (einfallslosen) Leuten benutzt und wirken schnell langweilig und abgegriffen.

Firmenidentität

Genau wie Ihr Firmenlogo sollte auch Ihre Firma unverwechselbar sein. Sie sollten sich voll und ganz mit Ihrer Arbeit identifizieren und bestrebt sein, immer Ihr Bestes zu geben. Ihr Name sollte für Professionalität, Seriosität, Erkennbarkeit und Transparenz bei der Leistungsvielfalt stehen. Das ist besonders wichtig für die Arbeit mit Prominenten aus Sport oder Showbusineß, aber fast ebenso wichtig bei den kleinen Arbeiten im Alltag, etwa bei Kursstunden für Krankenkassen und Fitneßcenter oder bei der Betreuung von Privatkunden. Gute und faire Trainer sind rar und werden oft weiter empfohlen.

Arbeitszeit

Machen Sie mit Ihren Kunden klare Regeln für die Arbeitszeit aus. Am Anfang meiner Arbeit als Privat-Trainer habe ich diesen Punkt vernachlässigt und stand schnell vor dem Problem, daß meine Kunden zu allen Tages- und Nachtzeiten anriefen und mich mit allen möglichen (und unmöglichen) Fragen behelligten. Unterschätzen Sie nicht Ihre Wirkung als Vertrauensperson oder Ihre Wirkung auf das jeweils andere Geschlecht.

Wenn Ihnen der Schutz der eigenen Privatsphäre wichtig ist, sollten Sie unbedingt feste Sprechzeiten festlegen und diese auch einhalten. Wenn Sie zu den Sprechzeiten wirklich telefonisch oder persönlich zu erreichen sind, haben Ihre Kunden einen guten Grund weniger, Sie spät abends um 23:00 Uhr anzurufen. Außerdem wird für Sie der organisatorische Ablauf deutlich vereinfacht, wenn Sie Ihre Arbeitswoche etwa in Kursstunden, Privat-Training-Stunden und Privat-Training-Sprechstunden aufteilen.

Aktionswochen

Kundenpflege ist das A und O des Geschäftserfolgs. Es kostet Sie viel weniger Zeit, Mühe und Geld, sich um Ihren bestehenden Kundenkreis zu kümmern, als ständig um neue Kunden zu werben. Aktionswochen sind immer ein gutes Mittel, um sowohl neue Kunden zu gewinnen als auch bestehende oder ehemalige Kunden erneut auf sich aufmerksam zu machen. Bieten Sie Vitamine, Proteinpulver, Sportkleidung oder ähnliches zum Sonderpreis an, oder offerieren Sie Partnertarife, Weihnachts-, Oster-, Sommer- oder Wintertarife. Sie sollten auch regelmäßige Anschreibeaktionen (Mailing) durchführen, in denen Sie Ihre Kunden per Rundschreiben über Ihre Aktivitäten auf dem laufenden halten.

Werbeprämien

Besonders erfolgreich konnte ich bisher mit der Methode »Kunde wirbt Kunden« arbeiten. Ich biete allen Kunden, die neue Kunden mitbringen, entweder einen Nachlaß an, beispielsweise auf Vitamine, T-Shirts, oder sonstige Sportartikel. Sie können ihnen natürlich auch Prämien, die Sie als Bargeld oder Sachpreise ausgeben, oder Nachlässe für deren eigenes Training anbieten. Sie glauben gar nicht, wie viele Leute jemanden kennen, der ebenfalls einen Privat-Trainer haben möchte! Vergessen Sie nicht, Sach- oder Geldprämien von Ihren Kunden quittieren zu lassen! Sie können diese steuerlich geltend machen!

Ausfälle durch Urlaub

Besprechen Sie immer zu Beginn einer Trainingsperiode die Urlaubsplanung mit Ihren Kunden, sowohl die eigene als auch die des Kunden. Urlaubsplanung ist gleich Trainingsplanung! Sie müssen die Urlaubszeiten der Kunden in der Trainingsplanung berücksichtigen und eventuelle Urlaubsaktivitäten (Bergwandern, Surfurlaub etc.) in den Trainingsplan integrieren. Bereiten Sie die Kunden vor dem Urlaub mit ansteigender Intensität vor, lassen Sie ihn den Urlaub dann als aktive Erholung genießen, und steigern Sie die Intensität nach einer kurzen Eingewöhnungszeit erneut.

Ausfälle durch Krankheit

Sie sollten Ihren Kunden anbieten, Krankheitsphasen an den vereinbarten Zeitraum anzuhängen. Während akuter Infektionskrankheiten und auch bis zu zehn Tage danach ist ein sportliches Training absolut kontraproduktiv und kann sowohl zu einem Rückfall in die Krankheit führen als auch zu einem gefährlichen Verschleppen eines nicht ausgeheilten Infektes. Ermutigen Sie Ihre Kunden, sich erst vollständig auszukurieren, bevor Sie gemeinsam das Training wieder aufnehmen.

Teilrückerstattung

Schwierigen Kunden, die entweder sehr oft krank sind oder selbst durch Ihr gesamtes Können und vermehrte Anstrengung nicht zu motivieren sind, sollten Sie besser eine Teilrückerstattung anbieten als sich ewigen Ärger einzuhandeln. Ich hatte eine Kundin, die wohl eher aus Prestigegründen einen Privat-Trainer engagieren wollte als das sie wirklich ernste Trainingsabsichten gehabt hätte. Nach der Anfangsuntersuchung und den Vorgesprächen machten wir zahlreiche Termine und besichtigten vermutlich jedes Fitneßstudio dieser Stadt.

Das eine war zu laut, das andere nicht fein genug, das nächste zu teuer, das Damenstudio zu langweilig, und als wir endlich eines gefunden hatten, in dem alles stimmte, war es zu weit vom Wohnort der Kundin weg (etwa fünf Minuten mit dem Auto!) Ich bot der Kundin, die mittlerweile begann, persönlich zu werden und mir nicht berechtigte Vorwürfe machte, an, die Hälfte des (Gott sei Dank!) im voraus erhaltenen Geldes zurückzuzahlen, gab ihr die Fotos und Unterlagen zurück und war froh, nichts mehr von ihr zu hören. Auch die (Teil-) Rückerstattungen können Sie als Verlust steuerlich geltend machen!

Zusatzverdienst durch Vorträge

Mit einer soliden Ausbildung, vor allem als Sportlehrer, können Sie auch bei der VHS, in Vereinen, als Dozent bei einem Lehrinstitut oder in Studios Vorträge, Einweisungen in spezielle Fragen der Trainingslehre und verwandte Themen halten. Sie können sich bei den entsprechenden Organisationen nach freien Stellen erkundigen oder selber in Studios oder Vereinen Vorträge anbieten und organisieren. Wenn Sie selbst organisieren, müssen Sie meistens auch für die Werbung sorgen und Ihren Verdienst aus dem Verkauf von Eintrittskarten oder Büchern, T-Shirts etc. bestreiten.

Wenn Sie als Dozent gebucht werden, erhalten Sie meistens ein Honorar vom Auftraggeber. Verkaufen Sie sich nicht unter Wert, erkundigen Sie sich bei Kollegen oder Verbänden nach den gängigen Honorarsätzen. Unterbieten Sie nicht die Preise anderer Kollegen, Sie machen damit nur den Markt kaputt und schaden letztlich sich selber. Bitte beachten Sie, daß Sie auch diese Zusatzeinkünfte versteuern müssen. Machen Sie nie den Fehler, Rechnungen zu stellen und die Einkünfte nicht zu versteuern. Die kleine Ersparnis steht in keinem Verhältnis zu dem Ärger, den Sie sich mit Ihrem Finanzamt einhandeln können!

Beratung und Verkauf

Weitere Einkommensquellen liegen im Merchandising. Stellen Sie doch einfach ein paar T-Shirts mit Ihrem Logo her und bieten Sie diese Ihren Kunden an. Viele Kunden identifizieren sich mit Ihnen oder mit Ihren Trainingsprogrammen und wollen dies durchaus auch nach außen hin zeigen. Gleichzeitig erhalten Sie so kostenlose Werbeunterstützung! Selbstverständlich sollten Sie sich auch im Bereich der Sportswear auskennen und eventuelle modische Trainingsanzüge, Sportschuhe, Tennis-, Squash- oder Badmintonschläger im Programm haben oder zumindest besorgen können. Andere Dinge, die zum Teil in Ihren Trainings- oder Ernährungsprogrammen einen festen Platz haben, wie etwa Pulsmesser,

Vitamine, Geräte (Hanteln, Gürtel, Heimtrainer o.ä.) stellen ebenfalls ein gute Einnahmequelle dar. Halten Sie Kontakte zur Sportartikelbranche. Viele Firmen, Vertriebe oder Geschäfte bieten Ihnen Wiederverkäuferrabatte an, wenn Sie sich als Trainer zu erkennen geben! Wenn Sie nicht nur beratend (sprich: als Trainer) arbeiten wollen, sondern durchaus auch Sportartikel oder andere Produkte vertreiben wollen, müssen Sie einen gültigen Gewerbeschein haben. Die steuerliche Einstufung als Freiberufler reicht hierzu nicht aus.

Achten Sie beim Antrag des Gewerbescheins darauf, daß der Eintrag Ihnen alle gewünschten Freiräume läßt. Einträge wie »Handel mit Waren aller Art« oder »Handel mit Sportartikeln, Sportnährmitteln und Sportgeräten« decken einen großen Bereich ab. Spätere Änderungen kosten jedesmal neue Gebühren, denken Sie daher schon vor Antragstellung ein paar Minuten nach.

Werbeprämien der Studios

Ein weiterer willkommener Nebenverdienst sind die Werbeprämien der Studios. Wenn Sie neue Kunden in eine Trainingsstätte bringen und es zu einem Vertragsabschluß kommt, ist das für das Studio ein gutes Geschäft. Viele Fitneßcenter offerieren ihren Mitgliedern »Kunde wirbt Kunden«-Prämien, und mit ein wenig Verhandlungsgeschick können Sie für sich ebenfalls solche Prämien aushandeln. Stellen Sie aber bitte das Interesse des Kunden in den Vordergrund.

Es macht wenig Sinn, den Kunden zu einem Vertrag im Studio am anderen Ende der Stadt zu überreden, nur weil Sie dort eine höhere Prämie kassieren. Langfristig gesehen lohnen sich diese kleinen Vorteile nicht! Denken Sie auch hier an die steuerliche Abwicklung, wenn Sie Quittungen unterschreiben. Die Werbeprämien der Studios stellen ein Zusatzverdienst dar und unterliegen damit der Steuerpflicht.

Rabatte

Bei guter Zusammenarbeit mit Fitneßstudios können Sie eventuell auch Rabatte auf den Monatsbeitrag Ihrer Privat-Training-Kunden aushandeln. Viele Studios bieten Hausfrauen-, Mütter-, Jugend-, Rentner-, Single-, Partner-, Schüler-, Studenten- und sonstige Rabatte an. Warum sollten sie dann nicht auch einen Rabatt für Ihre Kunden anbieten? Für Sie ein Grund mehr, die entsprechende Anlage zu empfehlen, für den Kunden ein weiterer Grund, sowohl mit Ihnen als auch in dem entsprechenden Studio zu trainieren – wo bleiben da noch Wünsche offen?

*

Anhang 1: Ausbildungsstätten

Allgemeines

Viele Anbieter haben den wachsenden Fitneßmarkt genutzt, um ohne die Anschaffung teurer Immobilien oder Hardware neue Einnahmequellen zu erschließen. Der erhöhe Bedarf nach einer fundierten Ausbildung kompetenter Trainer, Kursleiter und Anlagenbetreiber verleitet aber leider manchen Anbieter und auch Nachfrager zu unseriöser Vorgehensweise.

Diplome, Zertifikate, bunt und mit vielen Stempeln, machen sich im Eingangsbereich oder im Büro eines Fitneßcenters oder einer Sportanlage immer gut. Dies soll nicht etwa heißen, daß es nur schwarze Schafe und unseriöse Anbieter auf dem Markt gibt, aber Vorsicht ist immer angebracht. Bei den Seminaren mancher Firmen muß man noch nicht einmal anwesend sein, die Entrichtung der Teilnahmegebühr reicht völlig aus, um schon innerhalb einer Woche das gewünschte Diplom im Briefkasten zu finden.

Wem an einer soliden und qualifizierten Ausbildung gelegen ist, dem sei eine eingehende Prüfung der zahlreichen Angebote geraten. Es gibt im Trainingsbereich kaum verbindliche Normen, die Ausbildungsgänge klassifizieren könnten. Die Trainer-B-Lizenz der Sportgeräte-Firma XY hat mit Sicherheit nichts mit der Trainer-B-Lizenz eines anerkannten Schulungsinstitutes zu tun. Ausbildungsdauer und -struktur geben meistens Auskunft über die Ernsthaftigkeit des Anbieters. Am Preis kann man nicht unbedingt die Qualität der Angebote messen, allerdings muß ein größerer Ausbildungsumfang auch teurer bezahlt werden.

Die wenigstens Kunden lassen sich heute noch von einer langen Reihe wertloser Diplome beeindrucken, und wer bei genauerer Nachfrage oder gesteigertem Informationsbedürfnis keine kompetenten Auskünfte bereit hat, verliert schnell seine Kunden. Im folgenden Abschnitt finden Sie eine Auflistung qualifizierter Ausbildungsinstitute.

Liste der Verbände und Angebote:

Adrienne Schladerer
Yorckstraße 20–22
93049 Regensburg
Tel.: 0941-39606-0

BETA (Bodylife Europe Trainer Association)
Stegwiesenstraße 6–10,
76646 Bruchsal
Tel.: 07251-9785-19

BSA – Bodybuilding Schulung Ausbildung
Lehrzentrum des Deutschen Bodybuilding und Fitneß Verbandes
Am Liedersberg 21
6676 Mandelbachtal 3
Tel.: 06803-484

DAV/Alpha (Deutscher Aerobic Verband)
Potsdamer Platz 2
53119 Bonn
Tel.: 0228-72540-0

DFLV (Deutsche Fitneß-Lehrer Vereinigung)
Stettiner Straße 2–4
34225 Baunatal
Tel.: 05601-8055

DSSV – Deutscher Sportstudioverband e. V.
Großmoorbogen 9
21079 Hamburg 90
Tel.: 040-766240

IFAA (Internationale Fachakademie Aerobic)
Essener Straße 5
68723 Schwetzingen
Tel.: 06202-21144

Jaacro (Kombination aus Fitness, asiatischen Kampfkünsten und westlichen Tanzformen) Kontakt: Joe Alexander
Lyserstraße 36
22595 Hamburg 50
Tel.: 040-8902323

Reebok University
Keltenring 14
82039 Oberhaching
Tel.: 089-61382-280

World Fitneß Promotion
Hauptstraße 15
94363 Oberschneiding
Tel.: 09426-85000

Verein für Gesundheitssport
Düsseldorf/Ratingen e. V.
Kasernenstraße 61
40213 Düsseldorf
Tel.: 0211-8225-523

DVGS e.V. Deutscher Verband für Gesundheitssport und Sporttherapie
Vogelsanger Weg 48
50354 Hürth
Tel.: 02233-65017/8

Fortbildungsakademie der Wirtschaft
Schönhauser Straße 64
50968 Köln
Tel.: 0221-376400

Universitäten

Insgesamt haben 61 Hochschulen in Deutschland Sport im Angebot. Voraussetzung für ein Hochschulstudium ist die Hochschulreife (Abitur), an Fachhochschulen die Fachhochschulreife (Fachabitur). Einige Hochschulen wie etwa Köln haben Sport zusätzlich mit einer Zugangsbeschränkung in Form eines Numerus Clausus belegt. Die meisten Hochschulen verlangen vor Studienaufnahme einen Leistungstest. Informieren Sie sich rechtzeitig über die Bedingungen in diesen Tests, für manche werden Sie drei bis sechs Monate trainieren müssen. Weitere Informationen entnehmen Sie bitte den allgemeinen Studienführern oder den Informationsmedien der Universitäten.

*

Anhang 2: Übungen

Allgemeines

Auf den folgenden Seiten finden Sie in Kurzform die notwendigsten Erklärungen für die Übungen aus dem Mustertrainingsplan. Es würde den Rahmen diese Buches sprengen, alle denkbaren Übungen und Varianten in Wort und Bild darzustellen. Außerdem gibt es bereits eine Reihe von hervorragenden Publikationen, die genau dies tun. Benutzen Sie diese Bücher oder Zeitschriftenartikel, um neue Übungen zu erlernen oder Ihr bereits vorhandenes Wissen zu vertiefen. Wenn Sie Grundlagenwissen zu Anatomie, funktioneller Anatomie, Trainingslehre und Übungsbeschreibungen benötigen, sollten Sie Standardwerke wie etwa Arnold Schwarzeneggers »Das große Bodybuilding Buch« lesen.

Es gibt auch zahlreiche medizinische oder sportwissenschaftliche Bücher zur funktionellen Anatomie, aber meistens bleibt es bei diesen Fachbüchern Ihnen selbst überlassen, das theoretische Wissen in praxistaugliche Methoden umzuwandeln. In den einschlägigen Bodybuilding- und Fitneß-Magazinen finden Sie zum Teil regelmäßig sehr gute Übungsbeschreibungen mit vielen Fotos und Anatomiedarstellungen.

Probieren Sie jede Übung aus, bevor Sie sie in Ihre Trainingsprogramme einbeziehen, und achten Sie vor allem darauf, daß die von Ihnen empfohlenen Übungen von Ihren Kunden vollständig erlernt und exakt ausgeführt werden. Ich halte nicht viel von Einteilungen wie »rückenschonend« oder »rückengefährdend«. Natürlich gibt es Übungen wie etwa Sit-ups, bei denen die Effektivität weitaus geringer ist als die Gefahren, die sie bergen. Trotzdem liegt es im wesentlichen an der individuellen Konstitution und der Konzentrationsfähigkeit, bezogen auf den exakten Bewegungsablauf, ob eine Übung schädlich oder förderlich ist. Oft machen schon kleine Fehler, wie etwa das Verschränken der Hände hinter dem Kopf bei Crunches (der »gesunden« Alternative zu Sit-ups) oder die nachlassende Kraft der rumpfstabilisierenden Muskulatur bei den letzten Wiederholungen eines Satzes Langhantelkniebeugen den feinen Unterschied zwischen Schaden und Nutzen aus. Um es kurz zu sagen, es kommt nicht darauf an, was man trainiert, sondern vielmehr, wie man trainiert.

In diesem Sinne sind die folgenden Übungen nach bestem Wissen ausgesucht. Die Reihenfolge stellt keine Wertung in irgendeiner Form dar, ebenso bedeutet das Fehlen einer Übung in dieser Aufzählung nicht zwangsläufig, daß sie nicht trainiert werden sollte. Vielmehr ist diese Auflistung so aufgebaut, daß Sie zu den Körperteilen, die Sie Ihre Kunden trainieren lassen wollen, Übungen und Alternativübungen finden, welche Sie in den Trainingsplan einfügen können.

Tauschen Sie einzelne Übungen zum Beispiel immer dann aus, wenn Ihr Kunde individuelle Probleme mit der ursprünglich vorgesehenen Übung hat oder wenn Sie mehr Variation und Abwechslung in den Trainingsplan bringen wollen. Bitte benutzen Sie die Alternativübungen nicht, um sie zu dem Trainingsplan hinzuzufügen und ihn so in seinem Umfang deutlich zu vergrößern. Vor allem für Anfänger, aber auch für übermotivierte Fortgeschrittene gilt im Zweifelsfall immer: Weniger ist mehr. Muten Sie der Regenerationsfähigkeit des Körpers nicht zuviel zu. Bitte bedenken Sie auch, daß diese Übungen zum allgemeinen Instrumentarium des Muskelaufbau- und des Krafttrainings gehören.

Übungen für die Rückenmuskulatur

Klimmzug

Gerät: Klimmzug-Stange mit Hebehilfe
Zielmuskel: Latissimus (M. Latissimus dorsi) (Breiter Rückenmuskel)
Beschreibung der Übungsausführung: Gewicht der Hebehilfe einstellen, auf dem Polster knien. Mit den Händen die Klimmzugstange greifen. Aus der Position mit gestreckten Armen hängend langsam Klimmzüge ausführen. Oben halten; langsam absenken.
Fehlermöglichkeit: Aus den Armen ziehen.

Latziehen zur Brust

Gerät: Rollenzug von oben
Zielmuskel: Latissimus (M. latissimus dorsi) (Breiter Rückenmuskel), Tra-

pezius (M. trapezius) (Kapuzenmuskel)
Beschreibung der Übungsausführung: Auf dem Sitz Platz nehmen, Oberschenkel unter dem Polster fixieren. Mit weitem Griff die Stange greifen. Schultern und Ellenbogen nach hinten nehmen, Stange bis vor die Brust heranziehen. Spannung halten. Stange langsam wieder zurücklassen.
Fehlermöglichkeit: Bizepsanspannung, ruckartige Ausführung.

Rudern vorgebeugt

Gerät: Langhantel, Kurzhantel
Zielmuskeln: Latissimus (M. latissimus dorsi) (Breiter Rückenmuskel) hintere Deltoiden (M. deltoideus posterior) (Hinterer Deltamuskel)
Beschreibung der Übungsausführung: Mit einer Langhantel in beiden Händen, Griff etwa schulterbreit, bei leicht gebeugten Knien mit geradem Rücken vorbeugen. Haltung fixieren. Dann die Hantel mit beiden Armen bis auf Bauchhöhe anziehen. Kurz Spannung halten und langsam wieder absenken.
Fehlermöglichkeit: Überhöhtes Gewicht (mehr als 60–80 % max. Leistung) und schwunghaftes Arbeiten.
Hinweis: Die Armbeugung darf nicht im Vordergrund stehen. Die Aufmerksamkeit muß auf das nach hinten/oben-Führen der Ellenbogen gelegt werden, Rücken betont gerade halten.

Rudern vorgebeugt, einarmig

Gerät: Kurzhantel
Zielmuskel: Latissimus (M. latissimus dorsi) (Breiter Rückenmuskel)
Beschreibung der Übungsausführung: Über eine Bank beugen. Eine Körperseite mit Knie und Hand auf der Bank abstützen. Mit der freien Hand eine Kurzhantel greifen, den Ellenbogen maximal hochziehen. Oben kurz Spannung halten, dann langsam wieder absenken.
Fehlermöglichkeit: Seitliches Ausstellen der Ellenbogen. Die Ellenbogen immer eng am Körper vorbei führen, nie seitlich ausstellen.

Extensionen

Gerät: Extensionsmaschine
Zielmuskel: Rückenstrecker (M. erector spinae) (lange Rückenmuskeln)

Beschreibung der Übungsausführung: Im Sitzen die Füße auf die Trittfläche stellen und den Rücken gegen das Polster nach hinten strecken. Einatmen. Kurz Spannung halten, dann langsam wieder nach vorne beugen (Rücken dabei runden), dabei ausatmen.
Fehlermöglichkeit: In der Hüfte mit geradem Rücken nach hinten drücken. Schnelle und ruckartige Ausführung. Inkorrekte Atmung.

Kreuzheben

Gerät: Langhantel, Kurzhantel
Zielmuskel: Glutaeus (M. glutaeus maximus, medius et minimus), (Großer, mittlerer und kleiner Gesäßmuskel), Beinbizeps (M. biceps femoris) (Zweiköpfiger Schenkelmuskel), Quadrizeps (M. quadriceps femoris) (Vierköpfiger Schenkelstrecker), Waden (M. gastrocnemius) (Zwillingswadenmuskel) (M. soleus) (Schollenmuskel)
Beschreibung der Übungsausführung: Langhantel im Kreuzgriff (eine Hand im Untergriff, die andere im Obergriff) greifen und gerade hinstellen. Die Knie beugen und die Hantel durch Beugen in der Hüfte bis kurz vor dem Boden herunterlassen. Langsam durch Strecken der Knie und Hüfte wieder aufrichten.
Fehlermöglichkeit: Beugen des Rückens.
Hinweis: Krümmung des Rückens unbedingt vermeiden; Gewicht wird so nah wie möglich an den Beinen entlang geführt.

Übungen für die Brustmuskulatur

Schrägbankdrücken

Gerät: Langhantel, Kurzhantel, Multipresse
Zielmuskel: Pectoralis (M. pectoralis major et minor), (Großer und kleiner Brustmuskel), Delta (vorne) (M. deltoideus anterior) (Deltamuskel), Trizeps (M. triceps brachii) (Armstrecker)
Beschreibung der Übungsausführung: In der Rückenlage auf der Schrägbank die Hantelstange mit schulterbreitem Griff unmittelbar über der Brust halten. Durch Strecken der Arme die Hantel nach oben drücken. Kurz halten, langsam absenken. Fehlermöglichkeit: Zu hohes Gewicht, abfedern von der Brust, ungleiche Muskelspannung (links/rechts)
Hinweis: Hohlkreuz wird durch Hochnehmen der Beine vermieden.

Fliegende Bewegungen
Gerät: Kurzhantel, Kabelzug
Zielmuskel: Pectoralis (M. pectoralis major) (Großer Brustmuskel)
Beschreibung der Übungsausführung: In der Rückenlage zwei Kurzhanteln mit gestreckten Armen über dem Brustkorb halten. Die Handflächen zeigen zueinander. Dann die Ellenbogen leicht beugen und fixieren. Aus dieser Position heraus die Arme zur Seite absenken, bis die Brustmuskeln vollständig gedehnt sind. Anschließend die Arme langsam wieder in die Ausgangsposition bringen.
Fehlermöglichkeit: Zu schweres Gewicht kann zu Verletzungen im Muskel- und Bänderbereich führen.
Hinweis: Die Übung kann auch auf der Schrägbank ausgeführt werden.

Übungen für die Schultermuskulatur
Schulterdrücken vor dem Kopf
Gerät: Langhantel, Kurzhanteln, Multipresse
Zielmuskel: Deltoid (vorne) (M. deltoideus anterior) (vorderer Deltamuskel), Trizeps (M. triceps brachii) (Armstrecker)
Beschreibung der Übungsausführung: Mit senkrecht eingestellter Rückenlehne sitzen, Hantelstange (Hanteln) mit beiden Händen greifen. Vor der Brust absenken. Stange langsam hochdrücken, kurz die Spannung halten, langsam wieder absenken.
Fehlermöglichkeit: Mit Schwung in die völlige Streckung der Ellenbogen gehen (Verletzungsgefahr)!

Rudern aufrecht
Gerät: Langhantel, SZ-Hantel, Kurzhantel, Multipresse
Zielmuskel: Deltoiden (M. deltoideus) (Deltamuskel)
Beschreibung der Übungsausführung: Aufrecht mit der Hantelstange in den Händen stehen, Griffweite etwa eine Handbreit. Hantel aus den Schultern unter Beugung des Ellenbogens bis etwa unter das Kinn ziehen. Spannung halten, langsam wieder absenken.
Fehlermöglichkeit: Zu hohes Gewicht.
Hinweis: Die Hantel immer kontrolliert mit den Schultern heben, nie aus dem Rücken.

Frontheben
Gerät: Kurzhantel, Hantelscheibe
Zielmuskel: Deltoiden (M. deltoideus) (Deltamuskel)
Beschreibung der Übungsausführung: Mit zwei Kurzhanteln in den Händen aufrecht stehen. Die Handflächen zeigen zu den Oberschenkeln, die Ellenbogen sind leicht gebeugt und fixiert. In einer Viertelkreisbewegung die Hantel nach vorne auf etwas über Schulterhöhe anheben. Oben kurz Spannung halten; langsam absenken.
Fehlermöglichkeit: Hohlkreuz, aus dem Rücken Schwung holen.

Schulterheben
Gerät: Langhantel, Kurzhanteln, Multipresse
Zielmuskel: Trapezius (M. trapezius) (Kapuzenmuskel)
Beschreibung der Übungsausführung: Mit zwei Kurzhanteln in den Händen aufrecht stehen. Die Handflächen zeigen zueinander, die Arme hängen seitlich am Körper herab. Den Schultergürtel so hoch wie möglich anheben. Oben kurz Spannung halten, dann langsam wieder absenken.
Fehlermöglichkeit: Beugen der Ellenbogen

Übungen für die Armmuskulatur
Bizepscurl
Gerät: Curlmaschine, Kabelzug
Zielmuskel: Bizeps (M. biceps brachii) (Zweiköpfiger Armmuskel)
Beschreibung der Übungsausführung: Auf die Bank setzen. Die Oberarme auf dem Armpolster vollständig auflegen. Mit gestreckten Armen die Griffe der Maschine festhalten. Dann die Arme im Ellenbogen maximal beugen, kurz Spannung halten, langsam absenken.
Fehlermöglichkeit: Die Arme nur mit den Ellenbogen aufstützen

Hammercurl sitzend
Gerät: Kurzhantel
Zielmuskel: Brachialis (M. brachialis) (Armbeuger)
Beschreibung der Übungsausführung: Setzen Sie sich auf eine Bank mit senkrecht eingestellter Rückenlehne und halten Sie in jeder Hand eine Kurzhantel, die Handflächen zeigen nach innen. Die Arme (gleichzeitig

oder abwechselnd) im Ellenbogengelenk beugen, dabei die Handflächen weiterhin nach innen zeigen lassen (Hammergriff). In der oberen Position den Bizeps maximal anspannen, dann die Hantel(n) langsam wieder absenken.
Fehlermöglichkeit: Schwungholen aus dem Oberarm

Konzentrationscurl
Gerät: Kurzhantel, Kabelzug
Zielmuskel: Bizeps (M. biceps brachii) (Zweiköpfiger Armmuskel)
Beschreibung der Übungsausführung: Setzen Sie sich mit leicht gespreizten Beinen auf das Ende einer Bank, halten Sie einen Arm (mit einer Kurzhantel in der Hand) bei vorgebeugtem Oberkörper so zwischen den Beinen, daß sich der Ellenbogen des gestreckten Armes am Knie abstützt. Aus dieser Position den Arm im Ellenbogengelenk langsam und konzentriert beugen, in der oberen Position den Bizeps maximal anspannen und die Kurzhantel langsam wieder absenken.
Fehlermöglichkeit: Zu hohes Gewicht, damit verbunden inkorrekte, schwungvolle Ausführung.

Bankdrücken mit engem Griff
Gerät: Langhantel, SZ-Hantel, Multipresse
Zielmuskel: Trizeps (M. triceps brachii) (Armstrecker)
Beschreibung der Übungsausführung: Halten Sie in der Rückenlage eine Langhantel mit gestreckten Armen hoch über der Brust. Senken Sie das Gewicht langsam bis auf die Brust ab, ohne dabei die Ellenbogen zu weit seitlich auszustellen. Nach einer kurzen Pause drücken Sie das Gewicht durch Strecken der Ellenbogen langsam in die Ausgangsposition zurück. Zum Abschluß die Trizeps-Muskeln maximal anspannen.
Fehlermöglichkeit: Hohlkreuz, zu weit ausgestellte Ellenbogen

Trizepsdrücken hinter dem Kopf
Gerät: Kurzhantel, Kabelzug
Zielmuskel: Trizeps (M. triceps brachii) (Armstrecker)
Beschreibung der Übungsausführung: Setzen Sie sich auf eine Bank mit senkrecht eingestellter Rückenlehne und halten Sie in einer Hand eine

Kurzhantel mit gestrecktem Arm senkrecht hoch, Richtung Decke. Beugen Sie sodann den Arm (nur im Ellenbogengelenk), und lassen Sie die Hantel hinter dem Kopf herab. Strecken Sie den Ellenbogen langsam wieder, bis sich das Gewicht in der Ausgangsposition befindet. Spannen Sie den Trizeps in der Endposition maximal an.

Fehlermöglichkeit: Bei fehlender Fixierung im Schultergelenk erfolgt eine eher drückende als streckende Bewegung, die den Trizeps nicht isoliert anspricht.

Handgelenkbeugen
Gerät: Langhantel, Kurzhantel
Zielmuskeln: Handgelenkbeuger (M. flexor carpi radialis) (Radialer Handbeugemuskel), (M. flexor carpi ulnaris) (Ulnarer Handbeugemuskel)
Beschreibung der Übungsausführung: Auf das Ende einer Bank setzen. Unterarm bis zum Handgelenk auflegen, Hand mit Hantel unten hängen lassen, Handgelenk beugen und Hantel anheben. Oben Spannung halten, langsam absenken.
Fehlermöglichkeit: Schwungholen aus dem Oberarm

Handgelenkstrecken
Gerät: Langhantel, Kurzhantel
Zielmuskeln: Handgelenkstrecker (M. extensor carpi), Langer radialer Handstreckmuskel (M.radialis longus), Kurzer radialer Handstreckmuskel (M.radiali brevis), Ulnarer Handstreckmuskel (M.ulnaris)
Beschreibung der Übungsausführung: Auf das Ende einer Bank setzen. Den Unterarm so auf dem Oberschenkel auflegen, daß die Hand mit der Handfläche nach unten frei beweglich ist. Hand mit Hantel nach unten hängen lassen. Handgelenk strecken und Hantel anheben. Oben kurz Spannung halten, langsam absenken.
Fehlermöglichkeit: Zu schwere Gewichte (Sehnenscheidenentzündung)

Übungen für die Oberschenkelmuskulatur
Beinstrecken sitzend auf einem Stuhl
Gerät: Stuhl und Gewichtsmanschetten
Zielmuskel: Quadrizeps (M. quadriceps femoris) (Vierköpfiger Schenkel-

strecker)
Beschreibung der Übungsausführung: Im Sitzen die Knie soweit anheben, daß die Füße keinen Bodenkontakt mehr haben. Beine im Kniegelenk strecken. Gewichtsmanschetten verwenden. Am oberen Punkt bewußt die Spannung halten, dann langsam wieder im Kniegelenk beugen.
Fehlermöglichkeit: Die Beine nie mit Schwung in die gestreckte Position bringen, Knie nicht mehr als 90 Grad beugen.

Beinbeugen stehend
Gerät: Beinbeuger
Zielmuskel: Beinbizeps (M. biceps femoris) (Zweiköpfiger Schenkelmuskel)
Beschreibung der Übungsausführung: Stehend mit den Händen abstützen. Ein Knie soweit beugen, bis der Fuß mit der Ferse fast das Gesäß berührt. Dabei eine Gewichtsmanschette benutzen. Kurz Spannung halten, dann langsam wieder absenken.
Fehlermöglichkeit: Hohlkreuz.
Hinweis: Die Bewegung muß ausschließlich im Kniegelenk erfolgen, Oberschenkel darf nicht im Hüftgelenk bewegt werden.

Beinspreizen
Gerät: Abduktoren-Maschine
Zielmuskeln: Abduktoren (M. glutaeus medius) (Mittlerer Gesäßmuskel), (M. glutaeus minimus) (Kleiner Gesäßmuskel)
Beschreibung der Übungsausführung: Im Sitzen die Beine auf die Ablagen legen. Die Beine gegen die seitlichen. Polster spreizen. Kurz Spannung halten, dann langsam schließen.
Fehlermöglichkeit: Hohlkreuz, zuviel Schwung.

Beinschließen
Gerät: Adduktoren-Maschine
Zielmuskeln: Adduktoren (M. pectineus) (Kamm-Muskel), (M. adductor longus) (Langer Schenkelanzieher), (M. adductor brevis) (Kurzer Schenkelanzieher), (M. adductor Magnus) (Großer Schenkelanzieher), (M. gracilis) (Schlanker Muskel)

Beschreibung der Übungsausführung: Im Sitzen die Beine auf die Ablagen legen, gegen die seitlichen Polster Beine schließen. Kurz Spannung halten, erneut langsam spreizen.
Fehlermöglichkeit: Hohlkreuz, mit Schwung arbeiten.

Beinheben in der Seitenlage

Gerät: Flachbank oder auf dem Boden liegend
Zielmuskeln: Adduktoren (M. pectineus) (Kamm-Muskel), (M. adductor longus) (Langer Schenkelanzieher), (M. adductor brevis) (Kurzer Schenkelanzieher), (M. adductor magnus) (Großer Schenkelanzieher), (M. gracilis) (Schlanker Muskel)
Beschreibung der Übungsausführung: In der Seitenlage die gestreckten Beine in eine leichte Schrittstellung bringen. Das obere Bein in Knie und Hüfte beugen (anziehen). Dann das untere Bein etwa 10 Zentimeter vom Boden abheben. Kurz Spannung halten, dann langsam wieder absenken.
Fehlermöglichkeit: zuviel Schwung.
Hinweis: Bewegung immer ohne Schwung ausführen.

Beinspreizen/-zusammenpressen

Gerät: Partnerübung
Zielmuskel: Adduktoren (M. pectineus) (Kamm-Muskel), (M. adductor longus) (Langer Schenkelanzieher), (M. adductor brevis) (Kurzer Schenkelanzieher),(M. adductor magnus) (Großer Schenkelanzieher),(M. gracilis) (Schlanker Muskel), Abduktoren (M. glutaeus medius) (Mittlerer Gesäßmuskel), (M. glutaeus minimus) (Kleiner Gesäßmus- kel) Beschreibung der Übungsausführung: Zwei Partner sitzen sich so gegenüber, daß die Füße des einen die des anderen umfasssen. Der innere Partner versucht die Füße des äußeren nach außen zu drücken. Dieser läßt das etwa 20 Zentimeter weit zu, drückt dann aber die Füße des anderen wiederum zusammen, was dieser ebenfalls sachte nachgebend zuläßt.
Fehlermöglichkeit: Ungleichmäßiger Spannungsauf- und abbau.

Übungen für die Gesäßmuskulatur
Ausfallschritt

Gerät: Langhantel, Kurzhantel

Zielmuskeln: Glutaeus (M. glutaeus maximus, medius et minimus), (Großer, mittlerer und kleiner Gesäßmuskel), Quadrizeps (M. quadriceps femoris) (Vierköpfiger Schenkelstrecker)
Beschreibung der Übungsausführung: Mit einer Langhantel auf den Schultern einen großen Schritt nach vorne machen. In dieser Schrittstellung beide Beine beugen, bis das hintere Knie fast den Boden berührt. Das Gewicht liegt auf dem vorderen Fuß, die hintere Ferse wird abgehoben. Langsam die Beine wieder in die Ausgangsposition strecken.
Fehlermöglichkeit: Rundrücken

Hüftstrecken

Gerät: Hüftstreck-Maschine
Zielmuskel: Glutaeus (M. glutaeus maximus) (Großer Gesäßmuskel)
Beschreibung der Übungsausführung: Den Körper gegen das Bauchpolster lehnen. Die Unterarme auf die Armpolster legen. Einen Fuß gegen die Standfläche der Maschine stellen. Das andere Bein aus der Hüfte heraus nach hinten oben bewegen. Am Ende der Bewegung kurz Spannung halten, langsam absenken.
Fehlermöglichkeit: Hohlkreuzbildung und der Versuch darüber die Beweglichkeit stärker zu erweitern, als die Hüfte zuläßt.

Hüftstrecken stehend

Gerät: Frei-Übung
Zielmuskel: Glutaeus (M. glutaeus maximus) (Großer Gesäßmuskel)
Beschreibung der Übungsausführung: Stehend mit den Händen abstützen. Ein Knie soweit beugen, bis der Fuß keinen Bodenkontakt mehr hat, dann Kniewinkel fixieren. Durch Anspannen des Gesäßes das Bein soweit nach hinten oben bewegen, wie es die Beweglichkeit der Hüfte zuläßt. Spannung halten, dann langsam wieder absenken.
Fehlermöglichkeit: Nicht durch Hohlkreuzbildung das Bein weiter nach oben zwingen, als es die Beweglichkeit der Hüfte zuläßt.

Hüftstrecken vorgebeugt

Gerät: Frei-Übung
Zielmuskel: Glutaeus (M. glutaeus maximus) (Großer Gesäßmuskel)

Beschreibung der Übungsausführung: Ausgangsposition ist die Tischposition (Hände, Knie und Fußspitzen auf dem Boden). Ein Knie leicht vom Boden anheben und das Bein soweit nach hinten oben strecken, wie es die Beweglichkeit der Hüfte zuläßt. Spannung halten, dann langsam wieder absenken.
Fehlermöglichkeit: Hohlkreuz.
Hinweis: Nicht durch Hohlkreuzbildung das Bein weiter nach oben zwingen; als es die Beweglichkeit der Hüfte zuläßt.

Schulterbrücke
Gerät: Frei-Übung
Zielmuskeln: Glutaeus (M. glutaeus maximus, medius et minimus), (Großer, mittlerer und kleiner Gesäßmuskel), Quadrizeps (M. quadriceps femoris) (Vierköpfiger Schenkelstrecker)
Beschreibung der Übungsausführung: Ausgangsposition ist die Rückenlage mit angezogenen Beinen. Die Füße stehen etwa schulterbreit auseinander. Durch Anspannung in Gesäß und Oberschenkel das Becken langsam anheben. Spannung halten, langsam wieder absenken.
Fehlermöglichkeit: Muskelspannung im Nacken.
Hinweis: Der Nacken muß entspannt bleiben, damit das Körpergewicht auf den Schultern und nicht auf dem Hinterkopf ruht.

Übungen für die Wadenmuskulatur
Wadenheben einbeinig stehend
Gerät: Frei-Übung
Zielmuskeln: Waden (M. gastrocnemius) (Zwillingswadenmuskel), (M. soleus) (Schollenmuskel)
Beschreibung der Übungsausführung: Im Stehen mit den Händen an einem Stuhl oder einer Wand abstützen. Ein Knie soweit beugen, bis der Fuß keinen Bodenkontakt mehr hat, dann Kniewinkel fixieren. Das andere Fußgelenk bis zum Zehenspitzenstand strecken. Spannung halten, dann langsam wieder absenken.
Fehlermöglichkeit: Beugung der Knie.

Übungen für die Bauchmuskulatur

Beinheben

Gerät: Beinhebemaschine
Zielmuskel: Gerader Bauchmuskel (M. rectus abdominis)
Beschreibung der Übungsausführung: Mit den Unterarmen auf die Polster stützen, die gestreckten Beine lang hängen lassen. Beine anhocken und dann durch Anspannung der Bauchmuskeln das Becken nach hinten kippen. Nach Vollendung kurz die Anspannung halten, dann Becken wieder nach vorn kippen, Beine hängen lassen und strecken.
Fehlermöglichkeit: Hüftbeuger zum Schwungholen einsetzen.

Bauchpressen

Gerät: Bauchpress-Maschine
Zielmuskel: Gerader Bauchmuskel (M. rectus abdominis)
Beschreibung der Übungsausführung: Auf dem Sitz der Maschine Platz nehmen. Die Unterschenkel hinter das Beinpolster legen, mit den Händen die Griffe festhalten. Dann die Bauchmuskeln anspannen und den Oberkörper nach vorne beugen. Kurz halten, dann wieder zurück in die Ausgangsposition.
Fehlermöglichkeit: Hüftbeuger anstelle der Bauchmuskeln aktivieren.

Beckenhebung

Gerät: Frei-Übung
Zielmuskel: Gerader Bauchmuskel (M. rectus abdominis)
Beschreibung der Übungsausführung: Rückenlage mit angezogenen Beinen. Zuerst wird die Lendenwirbelsäule gegen den Boden gedrückt, dann der Kopf durch Einrollen der Halswirbelsäule vom Boden gehoben. Kinn zur Brust. Die Arme werden bei dieser Übung lose hinter den Kopf gehalten oder neben dem Becken auf dem Boden abgestützt. Das Einrollen geschieht vom unteren Ende der Wirbelsäule aus, so hebt sich das Gesäß etwas vom Boden ab. Am Ende kurz stoppen, danach das Becken wieder langsam in die alte Lage senken und das Gesäß ablegen. Einatmen beim Ablegen; Ausatmen beim Anheben. Hinweis: Die Hüftbeuger dürfen nicht in die Bewegung einbezogen werden, die Knie wandern idealerweise senkrecht nach oben, nicht zum Kopf hin.

Anhang 3: Rückenschule

Allgemeine Information für den Privat Trainer

Auf den folgenden Seiten finden Sie einen Übungsplan, den Sie Teilnehmern Ihrer Rückenschulkurse mit nach Hause geben können. Rückenschulkurse der Krankenkassen sind im allgemeinen auf zehn bis zwölf Einheiten begrenzt und haben zum Ziel, daß die Teilnehmer hinterher die wichtigsten Ausgleichs- und Aufbauübungen Zuhause selbständig weiter trainieren können. Teilen Sie diesen Übungsplan bitte nicht zu früh aus. Idealerweise führen Sie erst alle Übungen in den ersten vier bis sechs Kursstunden ein. Sie demonstrieren die Übungen in idealtypischer Form und motivieren die Kursteilnehmer zum Nachmachen und Erlernen der Bewegungsfolgen. Erst wenn Sie sicher sind, daß alle Übungen verstanden sind, sollten Sie die Bögen mit den Anleitungen austeilen.

Viele Menschen sind zu Beginn eines Kurses hoch motiviert. Diese Teilnehmer würden versuchen, die Übungen selbst zu erlernen. Sie als Trainer hätten dann keine Kontrolle über die Ausführung der Bewegungen und könnten nicht korrigierend eingreifen. Bei mehrmaliger Wiederholung würden sich bei den Teilnehmern falsche Bewegungsabläufe einschleichen, die Sie im nachhinein nur schwer wieder ausmerzen können.

Sie sollten die unten aufgeführten Anleitungen auch als Formulierungshilfe für Ihren Stundenaufbau benutzen. Aus diesem Grund sind sie bereits in der »Wir-Form« verfaßt. In Verbindung mit einer langsamen und deutlichen Demonstration werden die Übungen leicht verstanden und schnell verinnerlicht.

Allgemeines zum Übungsplan

Trainieren Sie diesen Trainingsplan 2–3 Mal in der Woche. Lernen Sie darüber hinaus auch andere Bewegungsangebote kennen, etwa Dehnübungen oder Yoga. Wenn Sie bei einzelnen Übungen Schmerzen haben sollten, lassen Sie diese weg. Ihr Trainer kennt sicher eine Alternativübung. Trainieren Sie konzentriert, exakt und regelmäßig. Vermeiden Sie jeden Schwung bei den beschriebenen Bewegungen. Bemühen Sie sich auch im Alltag um ein rückenschonendes Verhalten. Entlasten Sie den Rücken beim Aufstehen, Hinsetzen und Hinlegen, indem Sie versuchen, Ihr Körpergewicht gleichmäßig auf Hände und Füße zu verteilen. Stützen Sie sich beim Aufstehen, Hinsetzen und Hinlegen so ab, daß Sie die Belastung der Wirbelsäule so klein wie möglich halten.

Verteilen Sie Lasten (etwa Einkäufe, Taschen oder nasse Wäsche) auf beide Hände oder teilen Sie sie in kleinere Portionen auf. Achten Sie Zuhause und an Ihrem Arbeitsplatz auf gute, d.h. qualitativ hochwertige und ergonomische Sitzmöbel und einen ergonomischen Arbeitsplatz. Vermeiden Sie einseitige und langandauernde Belastungen. Viel Spaß!

Übungsplan für die Rückenschule

Kopfneigen in alle vier Himmelsrichtungen
Der Kopf wird nacheinander nach vorne, rechts, links und nach hinten geneigt (nicht gedreht!). Bei den ersten drei Übungen stehen wir gerade, die Füße etwa schulterbreit auseinander, Bauchmuskeln und Gesäß sind leicht angespannt. Beim Kopfneigen nach rechts und links heißt das Motto:»Ohr zur Schulter, nicht umgekehrt!« Um die Dehnung der seitlichen Halsmuskulatur noch zu verstärken, können wir die jeweils gegenüberliegende Schulter etwas herunterziehen. Bei der letzten Übung gehen wir in eine leichte Schrittstellung und stützen die Hände (bei immer noch eingezogenem Bauch) in den unteren Rücken, um ein Hohlkreuz zu vermeiden.

Bei allen vier Übungen bewegen wir uns nur oberhalb der Schultern, der Körper bleibt unverändert gerade. Wir halten die Dehnung jeweils etwa 15–20 Sekunden, bevor wir langsam und ohne Schwung wieder in die Ausgangsposition zurückgehen. Die Rückwärtsbewegung wird immer mit konzentriertem Spannungsaufbau in der zuvor gedehnten Muskulatur eingeleitet und beginnt fließend, ohne spürbaren Ruck.

Kopfdrehen nach rechts und links
Bei diesen beiden Übungen stehen wir wieder aufrecht, die Füße etwa schulterbreit auseinander, Bauchmuskeln und Gesäß sind leicht angespannt, damit wir weder ein Hohlkreuz einnehmen noch einen Rundrücken haben. Wir drehen diesmal den Kopf nur, ohne ihn zu neigen. Der Blick wandert auf Augenhöhe soweit wie möglich nach rechts. Diese Position 15–20 Sekunden halten, dann langsam zurückdrehen bis zur Mittelstellung (Blick geradeaus). Anschließend die Übung zur anderen Seite wiederholen. Anmerkung: Niemals diese beiden Bewegungen zu einer kombinierten Übung zusammenziehen. »Kopfkreisen mit geneigten Kopf«, früher eine beliebte Übung in jeder Gymnastikstunde, verschleißt auf Dauer die Halswirbel und birgt die Gefahr von Bandscheibenschäden im Halswirbelbereich.

Atemübung/Beweglichkeit Schulter
Ausgangshaltung wie oben. Beide Arme nach links beziehungsweise rechts in die Seithalte heben. Einatmend die Handflächen nach oben drehen, ausatmend nach unten. Dabei die volle Beweglichkeit im Schultergelenk ausnutzen, um den Brustkorb zu weiten und zu verkleinern. Bitte zwölf Wiederholungen im eigenen Atemrhythmus ausführen, dann die Arme langsam wieder herabsenken. Nicht ins Hohlkreuz gehen!

Schulterheben
Ausgangshaltung wie oben. Die Schultern ganz weit hoch ziehen (»bis zu den Ohren«), die Arme dabei locker hängen lassen. Über mehrere Atemzüge Schultern und Nacken maximal anspannen, dann mit dem Ausatmen langsam die Schultern sinken lassen. Entspannen und fünf bis sieben Mal wiederholen. Bewußt die An- und Entspannung wahrnehmen.

Koordinationsübung gegenläufiges Armkreisen
Ausgangshaltung wie oben. Beide Arme zur Decke strecken. Dabei nicht ins Hohlkreuz gehen! Die rechte Hand langsam nach vorne sinken lassen, die linke nach hinten. Unten, neben den Oberschenkeln, kreuzen die Arme und gehen dann wieder nach oben, der rechte nach hinten, der linke nach vorne. Oben wieder aneinander vorbeiführen und fünf bis zehn Mal

wiederholen. Anschließend die Drehrichtung beider Arme wechseln. Nicht in der Taille seitwärts ausdrehen.

Koordinationsübung Linie/Dreieck

Ausgangshaltung wie oben. Die Arme in die Vorhalte heben. Die rechte Hand bei gestrecktem Arm auf und ab bewegen, immer etwa 30 Zentimeter. Mit der linken Hand bei gleichfalls gestrecktem Arm ein Dreieck zeichnen, dessen Spitze zur Decke zeigt. Seitenlänge ebenfalls 30 Zentimeter. Beide Hände machen immer gleichzeitig je eine Bewegung á 30 Zentimeter, aber auf unterschiedlichen Bahnen. Nach 6 Schritten treffen sich die Hände wieder in der Ausgangshaltung. Mehrmals wiederholen. Konzentrieren Sie sich darauf, die Figuren Linie und Dreieck so exakt wie möglich in die Luft zu zeichnen. Später auch die Seiten wechseln.

Rückengerecht in die sitzende Position wechseln

Dazu die Knie anwinkeln und mit den Händen auf dem Boden aufstützen. Die Wirbelsäule gerade halten und das Gewicht des Oberkörpers auf die Hände stützen. Seitlich auf eine Gesäßhälfte setzen, die Füße dabei zur anderen Seite setzen. Dann das Körpergewicht auf das Gesäß verlagern. Die Füße nach vorne bewegen und entweder im Schneidersitz oder mit nach vorne gestreckten Beinen sitzen.

»Gerade Sitzen«/Wirbelsäulenstreckung

Im Schneidersitz (oder mit nach vorne gestreckten Beinen sitzend) den Bauch stark einziehen, bis die Lendenwirbelsäule ganz flach ist. Dann die Hände locker in den Hüften ablegen, Schultern nach hinten/unten sinken lassen, den Brustkorb einatmend weiten. Den Kopf senken (Kinn zum Hals), dann den Kopf mit eingezogenem Kinn langsam nach hinten bewegen, ohne ihn in den Nacken zu legen. Einatmend Wirbelsäule strecken (»wachsen«), ausatmend nur die Schultern locker lassen. Nach einigen Atemzügen die Ellenbogen auf den Knien abstützen (beziehungsweise die Hände neben den Beinen auf dem Boden abstützen), den Rücken runden und den Kopf hängenlassen. Pausieren. Mehrmals wiederholen.

Einnehmen der Rückenlage
Wir lassen uns mit Hilfe eines gebeugten Beines, die Hände um das Knie dieses Beines geschlungen, das andere Bein gestreckt auf dem Boden liegen lassend, langsam vom Sitzen in die Rückenlage sinken. In der Rückenlage strecken wir das zweite Bein ebenfalls, legen die Arme seitlich längs des Körpers ab und drehen die Handflächen nach oben. Wie beim »gerade sitzen« ziehen wir den Bauch ein und strecken erst die Lendenwirbelsäule und anschließend den Nacken, indem wir das Kinn etwas zum Hals nehmen. Die gesamte Wirbelsäule ist nun gestreckt. Wir nennen diese Ruheposition daher »gestreckte Rückenlage«.

Bauchmuskelübung
Ausgangsposition ist die Rückenlage mit angezogenen Beinen. Die Fußsohlen stehen flach und etwa schulterbreit auseinander auf dem Boden. Zuerst wird nun die Lendenwirbelsäule gegen den Boden gedrückt, dann der Kopf durch Einrollen der Halswirbelsäule vom Boden angehoben. Wir bewegen das Kinn zur Brust. Diese Einrollbewegung der Wirbelsäule fortführen, bis die Schultern keinen Bodenkontakt mehr haben. Dabei ausatmen und die Bauchmuskeln fest anspannen.

Kurz halten, dann langsam, Wirbel für Wirbel ausrollend, wieder Bodenkontakt suchen. Dabei einatmen. Die Arme werden bei dieser Übung entweder über der Brust gekreuzt oder die Hände seitlich am Kopf gehalten. Die Hände dürfen nicht am Hinterkopf ziehen. Die Bewegung geht nur so weit, wie der Rücken gerundet werden kann. Der Hüftwinkel verändert sich nicht. Die Hüftbeuger dürfen nicht mit in die Bewegung einbezogen werden.

Zurückgehen in die gestreckte Rückenlage
Die Beine immer nacheinander ausstrecken. Dadurch vermeiden Sie, daß Ihr Becken nach vorn kippt und Sie ins Hohlkreuz fallen. Beim Ablegen der Beine stützt das Bein, das gerade Bodenkontakt hat, das Gewicht des Beines, welches sich gerade in der Luft befindet, ab. Anschließend wie gewohnt in die gestreckte Rückenlage gehen, die Arme längs neben den Körper legen, die Handflächen nach oben drehen, Lendenwirbelsäule und Nacken strecken. Tief und gleichmäßig durchatmen und entspannen.

Schulterbrücke
Ausgangsposition ist die Rückenlage mit angezogenen Beinen. Die Füße stehen etwa schulterbreit auseinander. Durch Anspannung in Gesäß und Oberschenkeln das Becken langsam anheben. Fünf Atemzüge lang Spannung halten, dann das Becken etwas höher drücken, zwei Atemzüge halten, noch mal nachdrücken, dann ganz langsam, Wirbel für Wirbel Bodenkontakt suchend, wieder absenken.

Hinweis: Der Nacken muß unbedingt entspannt bleiben, damit das Körpergewicht auf den Schultern und nicht auf dem Hinterkopf ruht. Anschließend die Beine nacheinander ausstrecken, in die gestreckte Rückenlage gehen, die Arme neben den Körper legen, Handflächen nach oben drehen, Lendenwirbelsäule und Nacken strecken und entspannen.

Fliegende Bewegung in Bauchlage
Über die Seitlage in die Bauchlage wechseln. Die Stirn auf den Boden legen, die Oberarme in eine gerade Linie mit dem Schultergürtel bringen, Ellenbogen beugen, die Hände weit vor dem Kopf auf dem Boden ablegen. Einatmend die Arme im Schultergelenk anheben, oben kurz halten und langsam wieder absenken. Die Winkelstellungen Oberarm zu Rumpf/Körperlängsachse und im Ellenbogen verändern sich nicht, das heißt die Arme sind in der oberen Position genau über der Stelle, an der sie am Boden lagen. Im Atemrhythmus zwölf Wiederholungen durchführen, dann die Hände flach unter das Gesicht legen, eventuell auch den Kopf zur Seite drehen, und entspannen.

Fliegende Bewegung kombiniert mit Rumpfheben in Bauchlage
Das Heben und Senken der Arme wird genau so ausgeführt wie oben. Zwischen dem Heben und Senken der Arme heben wir jeweils auch den Oberkörper leicht an beziehungsweise senken ihn wieder ab. Die Beine bleiben bei dieser Übung immer ganz locker und entspannt am Boden liegen! Nie den Kopf in den Nacken heben! Die Stirn bleibt der tiefste Punkt des Gesichtes und berührt zuerst wieder den Boden. Zwölf Wiederholungen im Atemrhythmus, dann die Hände flach unter das Gesicht legen, entspannen und nachspüren.

Beinheben

Für diese Übung bleiben wir mit dem Oberkörper in der Entspannungshaltung liegen. Wir schließen lediglich die Beine und strecken sie ganz durch. Dann die rechte Hand mit der Handfläche nach unten auf die rechte Gesäßhälfte legen und das rechte, gestreckte Bein soweit anheben, wie es die Beweglichkeit der Hüfte nach hinten zuläßt. Oben Spannung halten, dann langsam wieder absenken. Zwölf Wiederholungen, immer im Atemrhythmus, durchführen, dann das Bein wechseln. Anschließend die Hände flach unter das Gesicht legen und entspannen. Vermeiden Sie wie bei allen Übungen jedweden Schwung!

Diagonalübung

Dies ist die einzige empfehlenswerte Kombination aus den oben beschrieben Übungen! Die Ausgangshaltung entspricht exakt derjenigen der »Fliegenden Bewegung in Bauchlage«. Wir heben gleichzeitig den rechten, gewinkelten Arm und das linke gestreckte Bein an. Oben halten wir die Spannung einige Sekunden, dann senken wir Arm und Bein langsam wieder ab. Wir machen auch von dieser Übung zwölf Wiederholungen im Atemrhythmus, dann wechseln wir auf die Kombination linker Arm und rechtes Bein. Anschließend die Hände flach unter das Gesicht legen, eventuell auch den Kopf zur Seite drehen, und entspannen.

Allgemeiner Hinweis

Sollten zwölf Wiederholungen anfangs zu anstrengend sein und der Mangel an Kraftausdauer dazu führen, daß sich die Technik der Übungen bei den letzten Wiederholungen deutlich verschlechtert, reduzieren wir die Wiederholungszahl und führen erst nach einer kleinen Pause die restlichen Wiederholungen aus. Bei Übungen mit wechselseitiger Belastung (rechts/links) kann man auch zuerst vier, sechs oder acht Wiederholungen mit der einen Seite ausführen, dann die gleiche Wiederholungszahl mit der anderen Seite anschließen, um danach die restlichen Wiederholungen zuerst mit der ersten, dann mit der zweiten Seite zu absolvieren.

*

Anhang 4: Konzept Mountainbike Kurs

Allgemeines

In diesen Anhang habe ich exemplarisch ein Konzept für einen Mountainbike-Kurs entworfen. Auch wenn Sie kein Interesse an dieser speziellen Sportart haben, ist das Konzept doch nützlich, wenn Sie an Programmen für andere Sportarten arbeiten. Gehen Sie in der gleichen Reihenfolge vor. Notieren Sie wichtige Elemente, die charakteristisch für die jeweilige Sportart sind und in jedem Fall beachtet werden müssen. Überlegen Sie anschließend, welche Elemente sich für praktische und welche sich für theoretische Unterrichtsinhalte anbieten. Sammeln Sie zu den einzelnen Elementen möglichst alle wichtigen Unterpunkte und gliedern Sie die Bereiche in überschaubare Gruppen, etwa nach steigendem Schwierigkeitsgrad. Machen Sie sich anschließend Gedanken über die räumlichen und sächlichen Gegebenheiten, die Sie zum Gelingen des Kurses oder einer einzelnen Unterrichtseinheit brauchen.

Für einen Mountainbike-Kurs sind das Freiflächen (Schulhof, Rasenfläche), weitläufigere Geländesektionen (Übungsgelände), tourentaugliche Strecken und Unterrichtsräume für Theorie/Reperatureinheiten oder Tourenplanung. Daneben brauchen Sie und Ihre Teilnehmer geeignete Fahrräder, Bekleidung, Helme etc.. Für die Unterrichtseinheiten brauchen Sie neben geeigneten Räumen auch Medien wie Fotokopien, Videos, Dias usw. und gegebenenfalls die dazu benötigten Geräte. Für den Technik-Teil (Wartung/Reparatur) ist geeignetes Werkzeug notwendig. Durch Gastvorträge oder Vorführungen von guten Sportlern können Sie das Unterrichtsklima auflockern. Sollte diese Möglichkeit nicht bestehen, können Sie eine Exkursion planen, in unserem Beispiel zu einem Mountainbike-Rennen oder einer Show. Lassen Sie Ihre Teilnehmer Aufgaben übernehmen, etwa Vorträge oder Demonstrationen zu einzelnen Themenbereichen vorbereiten oder ähnliches. Achten Sie auf eine lockere, aber zielgerichtete

Atmosphäre und planen Sie Freiräume für Fragen, Spiele oder gesellige Aktionen mit ein. Für die Bereiche Technik, Fahrtechnik, Touren und Umweltschutz können sowohl praktische als auch theoretische Unterrichtseinheiten angeboten werden. Dadurch ist eine gewisse Unabhängigkeit von Witterungseinflüssen gegeben. Die fahrpraktischen Elemente sind teilweise auch in Hallen oder unter offenen Überdächern (Schulhöfe o.ä.) möglich. Zu den einzelnen Bereichen sind folgende Schwerpunkte denkbar:

Technik

Fahrradtechnik allgemein
- Geschichte und Entwicklung MTB
- MTB, ATB, Trekking etc.
- Vor- und Nachteile der einzelnen Sportarten

Fahrradtechnik speziell
- Schaltung
- Bremsen
- Rahmen (Geometrien)
- Federung (vorne/hinten)
- Zubehör
- Kleidung/Helme
- Pedalsysteme/Schuhe
- Wartung/Einstellarbeiten
- Reparatur/Notreparatur
- Tuning
- Sicherheit

Fahrtechnik
- Fahren im Stehen
- Stehend balancieren
- Richtig bremsen
- Richtig schalten
- Kurven fahren

- Kanten queren (aufwärts, abwärts)
- Steigungen richtig fahren
- Gefälle richtig fahren
- Kleine Sprünge (Bunny Hop)
- Hindernisse überspringen

Touren

- Tourenplanung (Route, Gebiet...)
- Tourenorganisation
- Proviant/Wasser
- Gepäck (planen, verteilen)
- Karten richtig lesen
- Orientierung mit dem Kompaß
- Sicherheitsaspekte (Notfalltraining, Erste Hilfe)

Umweltschutz

- Fahrradkauf
- Fahrrad als Transportmittel
- Fahrradreinigung/Pflege
- Tourenplanung
- Verhalten bei Touren
- Radfahren im Straßenverkehr
- Radfahren auf Wanderstrecken
- Die 10 Gebote des Mountainbikens

Vorschläge für Medien und Arbeitsweisen

Fahrradtechnik

- Werkstattkurse(Workshops)
- Literatur (Fotokopien)
- Gastvorträge
- Teilnehmervorträge

Fahrtechnik
- Videos
- Literatur
- Übungsstunden
- Profi-Demonstrationen
- Besuch von Wettkämpfen

Touren
- Theoriestunden
- Videos
- Nachfahren von Touren
- Durchführung von eigenen Touren

Umweltschutz
- Gastvorträge
- Literatur
- Teilnehmervorträge
- Übung und Berücksichtigung des Gelernten bei Touren

Bedingungsebene

Zeitrahmen
- Wöchentliche Treffen von 1,5–2 Stunden Dauer.
- Monatliche Touren 4–6 Stunden (incl. An-, Rückfahrt und Radpflege.)

Material
- Räder bringen die Teilnehmer und Dozenten selbst mit.
- Räume, Videos, Rekorder, Videokamera stellen Träger oder Kursleiter.

Wenn Sie einem potentiellen Arbeitgeber, etwa einer Krankenkasse oder einem Verein gut vorbereitete Konzepte vorlegen können, steigt die Wahrscheinlichkeit, daß man einen entsprechenden Kurs anbieten wird und Sie als Kursleiter einstellt, ganz erheblich. Beachten Sie daher bei der Konzeption auch spezifische Interessen des potentiellen Arbeitgebers/Veranstalters. Bei einer Krankenkasse werden immer präventive und gesundheitliche Aspekte im Vordergrund stehen, kombiniert mit einem positiven Image in der Bevölkerung beziehungsweise in den Medien. Vereine haben ebenfalls oft ganz bestimmte Zielsetzungen oder Probleme. Es lohnt sich immer, im Vorfeld Informationen einzuholen und Ihr Konzept entsprechend anzupassen.

*

Anhang 5: Adressen und Bezugsquellen

Existenzgründung

Hilfestellungen bei Fragen zur Existenzgründung finden Sie bei den örtlichen Industrie- und Handelskammern (IHK). Dort werden auch Seminare zum Thema angeboten. IHK und Hausbank erstellen Kostenkalkulationen für Ihre Betriebsgründung. Sie sollten immer etwa 25 Prozent Eigenkapital einbringen. Banken und Sparkassen wollen für größere Summen Sicherheiten, die aus einer Bürgschaft oder Werten wie etwa Immobilien bestehen können. Bund, Länder und EG haben verschiedene Subventionsmodelle für Unternehmensgründer. Fordern Sie die Broschüre an beim:

Bundesministerium für Wirtschaft,
Referat Öffentlichkeitsarbeit,
53107 Bonn

Tip: Die Deutsche Ausgleichsbank vergibt zusammen mit der Hausbank zinsgünstige Darlehen zwischen 5.000,- und 700.000,- DM.

Deutsche Ausgleichsbank
52170 Bonn
Tel.: 0228-8310

Kommerzielle Beratungsinstitute

Gegen Gebühr können Sie bei den regionalen Niederlassungen des RKW Beratungen sowie eine Vermittlung von Kooperationen und Firmenkontakten erhalten:

Rationalisierungskuratorium der
Deutschen Wirtschaft des Landes NRW e. V.
Sohnstraße 70
40237 Düsseldorf
Tel.: 0211-6800128.

Bei Fragen zum Behindertensport wenden Sie sich bitte an:
Deutscher Behindertensportverband
Friedrich-Alfred-Straße 10
47055 Duisburg
Tel.: 0203-7780172, Fax: 0203-7780178

Bücher

Novagenics Verlag
Postfach 1163
59701 Arnsberg
Tel.: 02932-28982, Fax: 02932-26362

Arndt, Klaus: »Das Fettbuch, Fett in Lebensmitteln in Prozent und Kalorien«. Preis: DM 29,80
Holman, Steve: »Home Gym Handbuch«. Preis: DM 39,80
Klein, Volker: »Fettabbau – Schlank werden und bleiben«. Preis: DM 34,80

Fett-Kaliper

DEHAG Handelsagentur
Antoniterstraße 2
50226 Frechen
Tel.: 02234-12851, Fax: 02234-23766

BIAS Medizintechnik
Hauffstraße 10
50852 Köln
Tel.: 0221-95560820, Fax: 0221-554102

ADRESSEN UND BEZUGSQUELLEN

Waage mit eingebautem Impendanz-Verfahren

Tanita Eropa GmbH
Dresdner Str. 25
71065 Sindelfingen
Tel.: 07031–815094, Fax: 07031–815096

CD-ROM

KL Systems
Industriering Ost 66
47906 Kempen
Tel.: 02152-203151, Fax: 02152-203159

3 Titel verfügbar: »Fit zu Hause«, »Fit im Studio«, »Fit mit Karate«

Flexform
Postfach 1123
73327 Kuchen
Tel.: 07331-989820, Fax.: 07331-989850

2 Titel verfügbar: »Kochen mit Spaß« (Maggi), »Köstlich Kochen – so gelingt es« (Maggi)

bei weiteren Fragen zu Rezepten:

Maggi Kochstudio
60523 Frankfurt
Tel.: 069-66712841, Fax.: 069-66714808

Quellenverzeichnis

Arndt, K.: Das Fett – Buch, Fett in Lebensmitteln in Prozent und Kalorien. Arnsberg 1994
Beuker, F. (Hrsg.): Fitness – Heute. Erkrath 1993
Bredenkamp, A.: Das Trainerkonzept. Rödinghausen 1993
Bredenkamp, A.: Trainieren im Sportstudio. Rödinghausen 1990
de Marées, H.: Sportphysiologie. Köln, Mülheim 1981
Dusika, F.: Dicke essen zuwenig. München 1987
Engelhardt, M.: Sportmedizin – Grundlagen für alle Sportarten. München/Wien 1994
Exner, E. und S.: Kalorien- und Kohlenhydrattabelle. München 1987
Exner, E.: Kalorientabelle. München 1987
Feldheim, W. und Steinmetz, R.: Ernährungslehre. Stuttgart, Berlin, Köln, Mainz 1987
Geiß, K.R. und M. Hamm, M.: Handbuch Sportlerernährung. Reinbek bei Hamburg 1992
Hamm, M.: Fitnessernährung. Reinbek bei Hamburg 1983
Hatfield, F.C.: Bodybuilding – A Scientific Approach. Chikago (USA) 1984
Holman, S.: Home Gym Handbuch. Arnsberg 1993
Inzinger, M. und Wagner, G.: Ernährungstraining. Niedernhausen 1988
Iyengar, B. K. S.: Licht auf Yoga. Gütersloh 1993
Keul, J. und Witzigmann, E.: Das kulinarische Fitness Kochbuch. München 1988
Klein, V.: Fettabbau – Schlank werden und bleiben. Arnsberg 1991
Klein, V.: Fettreduktion. Stuttgart 1996
Kleinmann, D.: Sportmedizin für die Praxis. Stuttgart 1980
Knebel, K.P.: Funktionsgymnastik. Reinbek bei Hamburg 1990
Lawder. J.O.: I.N. Diät – The Individualized Nutritional Plan for your

vitamin needs and optimum health, energy, and longevity. Kalifornien (USA) 1986
Letzelter, H. und M.: Krafttraining. Reinbek bei Hamburg 1983
Manthey, D. (Hrsg.): Das große Buch der Vitamine. Hamburg 1995
Markworth, P.: Sportmedizin. Reinbek bei Hamburg 1983
Mende, J.: Körpertraining. Reinbek bei Hamburg 1991
Nicolin, M.: Tabellen für Joule (Kalorien). Köln 1985
Polachowski, W.: Power Food – Basisernährung für optimalen Muskelaufbau. Arnsberg 1990
Remington, D; Fisher, G.; Parent, E.: How to lower your fat thermostat. Provo, Utah (USA) 1983
Rost, R. und Hollmann, W.: Belastungsuntersuchungen in der Praxis. Stuttgart 1982
Saris, Wim H.M.: Ernährungsgewohnheiten bei Elitesportlern. Leistungssport 1/1990
Schwarzenegger, A.: Das große Bodybuilding Buch. München 1986
Spitzer, Hettinger, Kaminsky: Tafeln für den Energieumsatz bei körperlicher Arbeit. Berlin, Köln 1982
Steinbrück, K. (Hrsg.): Sportverletzungen und Überlastungsschäden – Prävention. Diagnostik, Therapie, Rehabilition. Wehr 1992
Stemper, T. und Wastl, P.: Circuittraining. Niedernhausen 1994
Stemper, T.: Fett abbauen – wie funktioniert das eigentlich optimal? Sportstudio und Fitness-Center, Ausgabe 7/8 und 9/10; 1993
Stemper, T: Gesundheit, Fitness und Freizeitsport. Köln 1988
Strauß, E. und Dobers, J., Hoff, P.: Biologie. Hannover 1979
Strauß, R.D. (Hrsg.): Sportmedizin und Leistungsphysiologie. Stuttgart 1983
Trunz, E.und Freiwald, J., Konrad, P.: Fit durch Muskeltraining. Reinbek bei Hamburg 1992
Weineck, J. und Hotz, A. (Schweiz): Optimales Bewegungslernen. Erlangen 1988

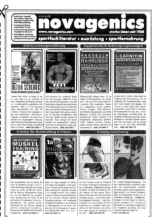

novagenics.com

Fordern Sie unseren Gratis-Katalog an.

Novagenics (gegründet 1988) verlegt und vertreibt Bücher über Training, Diät und Leistungsernährung, sowie ausgewählte Trainingsausrüstung und Sporternährung zu Discount-Preisen. Fordern Sie mit dieser Postkarte (das Porto übernimmt Novagenics) unseren aktuellen Gratis-Katalog an.

☐ **Ja, senden Sie mir umgehend den aktuellen Novagenics-Katalog.**

Gratis-Katalog per Telefon: +49 (0) 2932-28982, Fax 26362

Ihre Meinung ist sehr wichtig! Bitte helfen Sie uns, den Kundenservice weiter zu verbessern:

Kreuzen Sie einfach an, welche Noten auf der Skala von 1 (sehr gut) bis 6 (ungenügend) wir Ihrer Meinung nach verdient haben. Danke.

Welches Novagenics-Buch haben Sie gelesen?

Buch A ....

Buch B ....

Buch C ....

Wie hat es Ihnen gefallen?	Wie war die sprachliche Qualität?	War es sein Geld wert?
Buch A ① ② ③ ④ ⑤ ⑥	Buch A ① ② ③ ④ ⑤ ⑥	Buch A ① ② ③ ④ ⑤ ⑥
Buch B ① ② ③ ④ ⑤ ⑥	Buch B ① ② ③ ④ ⑤ ⑥	Buch B ① ② ③ ④ ⑤ ⑥
Buch C ① ② ③ ④ ⑤ ⑥	Buch C ① ② ③ ④ ⑤ ⑥	Buch C ① ② ③ ④ ⑤ ⑥

Wie bewerten Sie die anderen Leistungen von Novagenics?

Ehrlichkeit (Stimmen unsere Aussagen in Anzeigen und Katalog?)
① ② ③ ④ ⑤ ⑥

Erfüllt unsere Kundenbetreuung Ihre Erwartungen? (z.B. Freundlichkeit am Telefon)
① ② ③ ④ ⑤ ⑥

Reaktionszeit (wurde Ihre Bestellung schnell zugesandt?)
① ② ③ ④ ⑤ ⑥

Kulanz / Garantie (haben wir Ihre Beschwerden / Reklamationen richtig behandelt? Oder glauben Sie, daß wir Sie im Falle einer Reklamation voll zufriedenstellen würden?)
① ② ③ ④ ⑤ ⑥

Waren die Versandkosten tragbar für Sie?
① ② ③ ④ ⑤ ⑥

Wie bewerten Sie Novagenics im Vergleich zu anderen Sportverlagen?
① ② ③ ④ ⑤ ⑥

Was können wir verbessern? ....

....

Was machen andere besser? ....

novagenics.com

Wenn Sie mehr über Novagenics und unsere Bücher zu den Themen Diät & Leistungsernährung, Nahrungsergänzungen & Supplements, Training für Bodybuilding & Fitness, sowie unser Angebot an Trainingsausrüstung und unseren Sporternährungs-Discount erfahren möchten, bestellen Sie unseren aktuellen Gratis-Katalog mit dieser Postkarte, oder rufen Sie einfach an unter +49 (0) 2932 - 28982. Sie können den Katalog auch per Fax ordern +49 (0) 2932 - 26362, per Brief (Novagenics • Postfach 1163 • 59701 Arnsberg, Deutschland), oder per E-Mail (info@novagenics.com).

Wir würden uns freuen, wenn Sie die kurzen Fragen auf dieser Postkarte ebenfalls beantworten würden. Ihre Meinung interessiert uns sehr; wir sind stets bemüht, unseren Service nach Ihren Wünschen zu gestalten. Dafür brauchen wir aber ein „Feedback" von unseren Kunden. Vielen Dank für Ihr Verständnis.

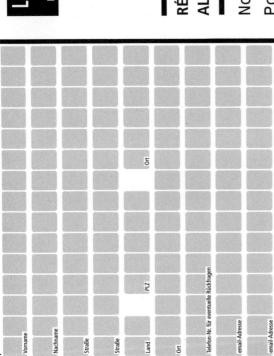